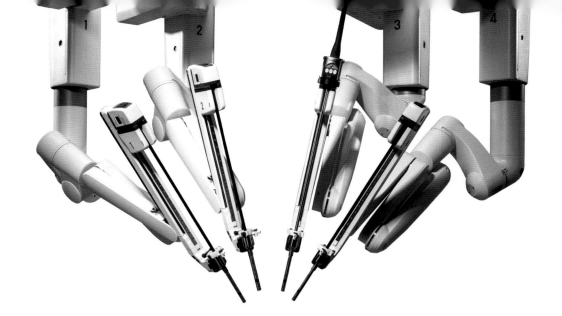

呼吸器外科
ロボット支援手術実践マニュアル
ロボットの導入と安全・確実な手術のために

編集 　　日本呼吸器外科学会
　　　　 呼吸器外科ロボット支援手術検討部会

編集主幹　**中村廣繁**
　　　　 鳥取大学医学部器官制御外科学講座胸部外科学分野 教授
　　　　 日本呼吸器外科学会／呼吸器外科ロボット支援手術検討部会 部会長

MEDICAL VIEW

本書では，厳密な指示・副作用・投薬スケジュール等について記載されていますが，これらは変更される可能性があります．本書で言及されている薬品については，製品に添付されている製造者による情報を十分にご参照ください．

Textbook of Robotic Thoracic Surgery
（ISBN978-4-7583-0466-5 C3047）

Editors: Sub-committee of Robot-assisted Thoracic Surgery, The Japanese Association for Chest Surgery
Editor-in-chief: Hiroshige Nakamura

2019. 5. 20　1st ed

ⒸMEDICAL VIEW, 2019
Printed and Bound in Japan

Medical View Co., Ltd.
2-30 Ichigayahonmuracho, Shinjuku-ku, Tokyo, 162-0845, Japan
E-mail　ed@medicalview.co.jp

発刊に寄せて

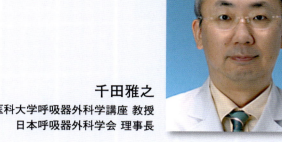

千田雅之
獨協医科大学呼吸器外科学講座 教授
日本呼吸器外科学会 理事長

　このたび，『呼吸器外科ロボット支援手術実践マニュアル－ロボット手術の安全な導入と確実な手術のために－』が，日本呼吸器外科学会／呼吸器外科ロボット支援手術検討部会の編集により作成され上梓されることになりました。これは，平成30年4月より呼吸器外科領域のロボット支援手術が保険適用になり，各施設で導入が進んできていることに対応したものです。副題に「ロボット手術の安全な導入と確実な手術のために」とありますように，これからロボット支援手術の導入を考えている，あるいは導入を開始したがまだ不安がある呼吸器外科医の方々には，ぜひ，本書を手にとって熟読していただきたいと考えています。

　わが国では，すでに過半数の肺癌手術がVATSで行われ，その多くはmulti-port VATSによります。一方，アジア，欧州ではsingle-port VATSが増加しており，北米ではロボット支援手術が普及しています。そういったなか，single-portロボットの開発も進められており，1990年代から2000年代にかけ肺癌手術が開胸手術からVATSに移行したときのような大きなパラダイムシフトが，再び呼吸器外科領域でも起きる可能性があります。われわれは今大きな時代の境目にいるのかもしれません。

　現在のロボット支援手術は，熟練した術者によるmulti-port VATSを凌駕するものではないかもしれません。しかし，ロボット支援手術にはメリットがあるのも事実です。本書を熟読していただき，準備ができた施設から，この新しい技術へ挑戦していただければと思います。

　しかし，新しい技術の導入にあたっては，経験症例が増加するにつれ不測の事態に直面することも増加すると考えられます。何よりも安全な技術の普及が重要とわれわれは考えています。本書は，呼吸器外科ロボット支援手術検討部会を中心としたわが国における経験豊富な執筆陣により作成されています。本書は，この新しい技術に携わる多くの呼吸器外科医にとってよき道標になることでしょう。患者にとって最善の手術治療を行っていただくために，本書が役立つことを願っています。

　最後に，本書の作成に多大なるご尽力をいただいた，執筆者ならびに部会員の先生方に対し深く感謝いたします。

2019年 陽春

序

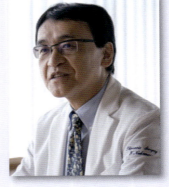

中村廣繁
鳥取大学医学部器官制御外科学講座胸部外科学分野 教授
日本呼吸器外科学会／呼吸器外科ロボット支援手術検討部会 部会長

　このたび，日本呼吸器外科学会／呼吸器外科ロボット支援手術検討部会の編集で，『呼吸器外科ロボット支援手術実践マニュアル－ロボット手術の安全な導入と確実な手術のために－』が刊行されました。目的は，2018年4月から保険適用となった呼吸器外科のロボット支援手術が安全に導入され，広く普及することを手助けするためです。

　本邦では実際に2018年4月からの保険収載後1年間で，肺癌と縦隔腫瘍に対して，約1,000例のロボット支援手術が行われました。しかしながら，これまで呼吸器外科領域では，ロボット支援手術に特化したテキストは発刊されておらず，各施設が手探りで手術を行ってきました。従って，このたびはこれから導入する施設，上手に行いたい施設のために，画期的なロボット支援手術書になることを目指しました。

　本書は専門性の高い内容となっていますが，理解が深まるように，オールカラーで図や写真を数多く配置して，各項目には筆者からのアドバイスを入れました。また，第Ⅳ章の手術手技には典型的な手術ビデオを加えて実践に役立つように工夫しています。ご多忙のなかで執筆にご協力をしていただいた先生方，サポートをしていただいたメジカルビュー社の関係者各位に深く感謝を申し上げます。

　呼吸器外科のロボット支援手術は，まだまだ発展途上ですが，将来へ向けてたくさんの魅力を有しています。問題点を共有して，よりよい方向へ進むことを心から期待しています。本書が呼吸器外科医はもちろん，他科の外科医，修練医，研修医，看護師，臨床工学技士など，多くの医療従事者の皆さまのためにもお役に立つことを願ってやみません。

　おわりに，呼吸器外科のロボット支援手術に対する日本呼吸器外科学会のこれまでの取り組みを紹介して「序」に代えます。

【呼吸器外科ロボット支援手術ガイドラインの制定】
　・2015年12月制定
　・2018年 7月改訂

【呼吸器外科ロボット支援手術プロクター制度の運用】
　・2018年3月制定
　・2018年9月から運用開始
　・2019年3月までに19名のプロクターを認定
　・日本呼吸器外科学会事務局でプロクター依頼書と報告書を管理

【呼吸器外科ロボット支援手術の症例レジストリー制度の実施】
　・2018年9月からNCDを用いて全例の前向き登録を開始
　・内視鏡外科学会と協力して運用

【呼吸器外科ロボット支援手術の講習会，セミナーの企画，実施】
　・プロクター講習会の開催
　・学会でのセミナー企画

2019年4月

―呼吸器外科ロボット支援手術実践マニュアル―
執筆者一覧

■ 編　集　　日本呼吸器外科学会／呼吸器外科ロボット支援手術検討部会

呼吸器外科ロボット支援手術検討部会（*部会長，**総合診療対策委員会委員長，***理事長）

中村廣繁*	鳥取大学医学部器官制御外科学講座胸部外科学分野 教授
池田徳彦	東京医科大学呼吸器・甲状腺外科学分野 主任教授
岩﨑昭憲	福岡大学医学部外科学講座呼吸器・乳腺内分泌・小児外科 主任教授
岡田守人	広島大学原爆放射線医学研究所腫瘍外科 教授
小田　誠	新百合ヶ丘総合病院呼吸器外科 統括部長
川村雅文	帝京大学医学部外科学講座 主任教授
鈴木健司	順天堂大学医学部呼吸器外科学講座 教授
須田　隆	藤田医科大学病院呼吸器外科 教授
伊達洋至	京都大学大学院医学研究科呼吸器外科学 教授
近藤晴彦**	杏林大学医学部外科（呼吸器・甲状腺）教授
千田雅之***	獨協医科大学呼吸器外科学講座 教授

■ 編集主幹　中村廣繁　　鳥取大学医学部器官制御外科学講座胸部外科学分野 教授

■ 執筆者（掲載順）

岩﨑昭憲	福岡大学医学部外科学講座呼吸器・乳腺内分泌・小児外科 主任教授
伊達洋至	京都大学大学院医学研究科呼吸器外科学 教授
鈴木健司	順天堂大学医学部呼吸器外科学講座 教授
宮田義浩	広島大学原爆放射線医学研究所腫瘍外科 准教授
岡田守人	広島大学原爆放射線医学研究所腫瘍外科 教授
中村廣繁	鳥取大学医学部器官制御外科学講座胸部外科学分野 教授
春木朋広	鳥取大学医学部器官制御外科学講座胸部外科学分野 助教（学内講師）
三和　健	松江赤十字病院呼吸器外科部 部長
谷口雄司	鳥取大学医学部器官制御外科学講座胸部外科学分野 准教授
須田　隆	藤田医科大学病院呼吸器外科 教授
梶原直央	東京医科大学呼吸器・甲状腺外科学分野 教授 早稲田大学人間科学学術院健康福祉科学科医工人間学系 非常勤講師
河手典彦	早稲田大学人間科学学術院健康福祉科学科医工人間学系 教授
池田徳彦	東京医科大学呼吸器・甲状腺外科学分野 主任教授

呼吸器外科ロボット支援手術実践マニュアル
―ロボットの導入と安全・確実な手術のために―

CONTENTS

I ロボット支援手術の導入に向けての準備 ―― 岩﨑昭憲　12

- 導入にあたっての準備　12
  - 手術室の整備　12
  - チーム結成と手術開始までの準備について　12
- 第1例目の手術スタートに向けて　18
  - プロクターについて　18
  - 手術室内　18

II ロボット支援手術のトレーニング ―― 伊達洋至　20

- 運転免許証と同じように　20
- 術者用トレーニング　20
  - 症例見学（1日）　20
  - オンライントレーニング（1〜2時間）　20
  - オンサイトトレーニング（半日）　22
  - TRベーシックトレーニング（1日）　22
- 助手用トレーニング　23
- 継続したトレーニングの重要性　24

III ロボット支援手術に用いる器具と基本操作法 ―― 伊達洋至　26

- 術者の好みに適した器具選択が重要　26
- モノポーラインストゥルメント　26
- バイポーラインストゥルメント　26
- グラスパ　28
- そのほかの8mmインストゥルメント　28

エネルギーデバイス ······································· **28**
ステープラー ··· **29**

IV ロボット支援手術手技

肺癌に対する肺葉切除術 ——————————— 鈴木健司 **34**

手術の概要 ·· **34**
手術全般におけるコツ ···································· **34**
血管剥離 ··· **35**
第3アームについて ····································· **35**
胸膜全面癒着症例 ······································ **36**
セットアップ ··· **36**
右上葉切除 ··· **37**
中葉切除 ··· **42**
右下葉切除 ··· **43**
左上葉切除 ··· **47**
左下葉切除 ··· **54**
縦隔リンパ節郭清 ······································· **55**

肺癌に対する区域切除術 ——————— 宮田義浩, 岡田守人 **56**

手術の概要 ·· **56**
肺癌に対する区域切除の適応 ······························· **56**
ロボット支援肺区域切除 ··································· **57**
ロボット支援下区域切除手術の実際 ·························· **58**
    体位とドッキング　*58*
    ポート位置　*58*
    鉗子の選択　*59*
手術症例 ··· **60**
    【症例1】左S6区域切除, da Vinci Xiシステム使用　*60*
    【症例2】右S8区域切除, da Vinci Xiシステム使用　*64*

CONTENTS

胸腺摘出術：側胸アプローチ ── 中村廣繁, 春木朋広, 三和 健, 谷口雄司　68

- 手術の概要　68
- 手術適応　68
- 手術方法　69
  - セットアップ　69
- 手術症例　75
  - 【症例1】初期導入例としてふさわしい胸腺腫　75
  - 【症例2】心不全を合併した胸腺癌　76
  - 【症例3】左腕頭静脈近傍の胸腺腫：右側アプローチ　77
  - 【症例4】左腕頭静脈近傍の胸腺腫瘍（Castleman病）：左側アプローチ　78
  - 【症例5】横隔神経に接する胸腺腫に対する左側アプローチ　79
  - 【症例6】大きな胸腺腫に対する右側アプローチ　80
  - 【症例7】重症筋無力症を合併した大きな胸腺腫に対する両側アプローチ　81
  - 【症例8】肺・心膜への浸潤型胸腺腫に対する右側アプローチ　82
  - 【症例9】da Vinci Xiを用いた胸腺摘出術　84

胸腺摘出術：剣状突起下アプローチ ── 須田 隆　87

- 手術の概要　87
- 手術適応　87
- 手術方法　87
  - セットアップ　87
- 手術症例　95
  - 【症例1】胸腺嚢腫　95
  - 【症例2】嚢胞を伴った胸腺腫　95

後縦隔腫瘍に対する腫瘍摘出術 ── 梶原直央, 河手典彦, 池田徳彦　98

- 手術の概要　98
- 適応と限界　98
- 術前準備　98
- 手術機器類　99

手術の実際 ··· 99
- 手術室の配置　99
- 体位とポート位置　101

手術症例 ··· 104
- 【症例1】右側傍椎体Th3-4に位置する神経原生腫瘍（神経鞘腫）　105
- 【症例2】右側高位椎体Th2-3に位置する神経原生腫瘍（神経鞘腫）　107
- 【症例3】左側傍椎体Th8-9と下行大動脈の間に位置する気管支原生嚢胞　111

術後管理 ··· 114
合併症と対策 ··· 114
- 手術時間について　114
- 出血量について　115

課題 ··· 115

V ロボット支援手術と合併症対策
―― 春木朋広, 中村廣繁, 三和　健, 谷口雄司　118

RATSの合併症：開胸・胸腔鏡アプローチとの比較 ··· 118
RATSの術中合併症とその対策 ··· 119
- 血管損傷に対するトラブルシューティング　119
- 気道損傷・肺実質損傷に対するトラブルシューティング　124
- 胸壁損傷に対するトラブルシューティング　126
- 神経損傷に対するトラブルシューティング　126
- 胸管損傷に対するトラブルシューティング　127

RATSチームで取り組む合併症対策 ··· 127

VI ロボット支援手術の課題と今後の展望 ―― 須田　隆　130

ロボット支援手術におけるシステムと手術手技の課題 ··· 130
ロボット支援手術の教育 ··· 131
ロボット支援手術の安全対策 ··· 132
肺癌ロボット支援手術の有用性の証明 ··· 134
呼吸器外科領域におけるロボット支援手術の今後の展望 ··· 135

索引 ··· 138

オンラインでの動画視聴方法

本書の内容に関連した動画をメジカルビュー社のホームページでストリーミング配信しております。解説と関連する動画がある箇所には右欄に ▶動画 を表示しています。下記の手順でご利用ください。（下記の「動画視聴ページ」画面はPCでの表示画面です。スマートフォンで見た場合の画面とは異なります）

※動画配信は本書刊行から一定期間経過後に終了いたしますので，あらかじめご了承ください。

1 下記URLにアクセスします。
http://www.medicalview.co.jp/movies

スマートフォンやタブレット端末では，QRコードから**3**のパスワード入力画面にアクセス可能です。その際はQRコードリーダーのブラウザではなく，SafariやChrome，標準ブラウザでご覧ください。

2 表示されたページの本書タイトルそばにある「動画視聴ページへ」ボタンを押します。

呼吸器外科ロボット支援手術実践マニュアル
2019年5月13日刊行
動画視聴ページへ
サンプル動画はこちら　この書籍の紹介・ご購入はこちら

3 パスワード入力画面が表示されますので，利用規約に同意していただき，右記のパスワードを半角で入力します。

64243235

4 本書の動画視聴ページが表示されますので，視聴したい動画のサムネイルをクリックすると動画が再生されます。

動作環境

下記は2019年5月1日時点での動作環境で，予告なく変更となる場合がございます。

Windows
OS：Windows 10 / 8.1 / 7（JavaScriptが動作すること）
Flash Player：最新バージョン
ブラウザ：Internet Explorer 11
Chrome・Firefox最新バージョン

Macintosh
OS：10.14～10.8（JavaScriptが動作すること）
Flash Player：最新バージョン
ブラウザ：Safari・Chrome・Firefox最新バージョン

スマートフォン，タブレット端末
2019年5月1日時点で最新のiOS端末では動作確認済みです。Android端末の場合，端末の種類やブラウザアプリによっては正常に視聴できない場合があります。
動画を見る際にはインターネットへの接続が必要となります。パソコンをご利用の場合は，2.0Mbps以上のインターネット接続環境をお勧めいたします。また，スマートフォン，タブレット端末をご利用の場合は，パケット通信定額サービス，LTE・Wi-Fi などの高速通信サービスのご利用をお勧めいたします（通信料はお客様のご負担となります）。
QRコードは（株）デンソーウェーブの登録商標です。

本Web動画の利用は，本書1冊について個人購入者1名に許諾されます。購入者以外の方の利用はできません。
また，図書館・図書室などの複数の方の利用を前提とする場合には，本Web動画の利用はできません。

収録動画一覧
[ ]内は動画に関連した本文頁

IV. ロボット支援手術手技

肺癌に対する肺葉切除術
- 動画1　左上葉切除 [47]
- 動画2　右上縦隔郭清 [55]

肺癌に対する区域切除術
- 動画3　左S6区域切除 [60]
- 動画4　右S8区域切除 [64]

胸腺摘出術：側胸アプローチ
- 動画5　心不全を合併した胸腺癌 [76]
- 動画6　大きな胸腺腫に対する右側アプローチ [80]
- 動画7　肺・心膜への浸潤型胸腺腫に対する右側アプローチ [82]
- 動画8　da Vinci Xiを用いた胸腺摘出術 [84]

胸腺摘出術：剣状突起下アプローチ
- 動画9　剣状突起下のポート挿入法 [88]
- 動画10　胸腺嚢腫 [95]
- 動画11　嚢胞を伴った胸腺腫 [96]

後縦隔腫瘍に対する腫瘍摘出術
- 動画12　右側傍椎体Th3-4に位置する神経鞘腫 [105]
- 動画13　右側高位椎体Th2-3に位置する神経鞘腫 [107]
- 動画14　左側傍椎体Th8-9と下行大動脈の間に位置する気管支原生嚢胞 [111]

VI. ロボット支援手術の課題と今後の展望
- 動画15　緊急離脱のシミュレーション [133]

―呼吸器外科ロボット支援手術実践マニュアル―

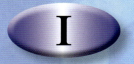

ロボット支援手術の導入に向けての準備

Ⅰ ロボット支援手術の導入に向けての準備

ロボット支援手術の導入に向けての準備
Initial provisioning for robot-assisted surgery

岩﨑昭憲

導入にあたっての準備

　肺癌や縦隔腫瘍に対する保険診療の承認は，他12領域と同様2018年春より認可された。
　今後普及が進むと考えられるが，新規技術で経験数が少ないため細かな配慮が必要になる。導入にあたっては，日本内視鏡外科学会（Japan Society for Endoscopic Surgery；JSES）が定める「ロボット支援下内視鏡手術導入に関する指針」（**表1**）を参照し，導入する基準を満たしているか確認しておく。
　また日本呼吸器外科学会が制定した「ロボット支援手術を行うにあたってのガイドライン」（**表2**）もよく読んで，最終的な導入計画をたてることが大切である。
　導入が決まった後に，まずソフト面やハード面での準備を進める。本体の購入費のみではなく，毎年の維持管理費も必要なので病院予算に計上し承認を得ておく必要がある。
　本章では，導入に関する手順や保守管理事項を解説する。

手術室の整備

　基本的には3つ（ビジョンカート，ペイシェントカート，サージョンコンソール）から構成され（**図1**），個々に十分な電力の確保が必要である。定格電流値が得られることや，停電時の回路の回復が得られるような手術室の整備を行っておく。ビジョンカートは，ほかより高電流が必要なので配線にも配慮しておく。100 Vであれば，15 A以上の確保が望ましい。できればロボット手術室は，広めで電源が確保できる常に同じ部屋が望ましい。また非接地電源システムは5 KVA以上あることが望ましい。

チーム結成と手術開始までの準備について

　日本内視鏡外科学会が定めるロボット支援下内視鏡手術導入に関する指針を理解し，手術にかかわるすべてのスタッフを育てる。まず手術に最も大切な執刀医（コンソール医）と助手（患者側医）の資格取得に向けた準備を始める。
　現在，日本呼吸器外科学会ではロボット支援手術ガイドラインを公開しているので，詳細は参照していただきたい。精密な機器を取り扱うので，臨床工学技士，看護師，医師の役割分担など緊密な連携が重要で，個々の病院に適したマニュアルを作成しておくことが望ましい。**表3**は当院におけるda Vinciタイムアウト時のチェックアウトの例を示している。

表1 ロボット支援下内視鏡手術導入に関する指針（日本内視鏡外科学会，平成30年6月）

平成30年4月より多くの術式において，ロボット支援下内視鏡手術が保険収載された。日本内視鏡外科学会は内視鏡手術支援ロボットを安全に導入・普及させるため，下記の条件を満たすこととする。そこで，以下のロボット支援下内視鏡手術の導入における指針をここに提言する。
なお，各々の領域（消化器外科，呼吸器外科，泌尿器科，婦人科，小児外科など）の関連学会が提唱する当該手術に対する指針も，併せて遵守することが望ましい。

(A) 術者条件
1. 術者および助手は，da Vinci Surgical System製造販売社の定めるトレーニングコースを受講し，ロボット支援下内視鏡手術のcertificationを取得していること。
2. 各領域（消化器外科，呼吸器外科，泌尿器科，婦人科，小児外科など）の専門医であること。
3. 日本内視鏡外科学会もしくは各領域学会の定める，内視鏡手術技術認定取得医であること（ただし，ロボット支援下前立腺全摘術，婦人科領域，および呼吸器外科領域はこの限りではない）。
4. 上記のロボット支援下内視鏡手術のcertificationを取得後，1年間の期間を超えてロボット支援下内視鏡手術を行っていない医師は，da Vinci Surgical System製造販売社が提供しているリトレーニングプログラムに参加してから施行する。

(B) 施設条件
1. 臨床使用前に，術者，助手，手術看護師を含めた医療チームとして，十分な臨床見学を行うこと。
2. 臨床使用において第1例目より，当該術式の熟練指導医（学会推奨のプロクターなど）を招聘しその指導下に行うこと。何例目まで指導下に施行するかは，各領域学会の指針もしくは，各施設の指針を遵守すること。
3. ロボット支援下内視鏡手術は保険収載された術式と，保険未収載の術式が混在する。実施にあたっては，日本内視鏡外科学会主導の事前レジストリー制度に参加する。
4. 上記の条件を踏まえた「新しい術式を導入する指針」を，各施設で作成し安全な導入に努めること。

表2 呼吸器外科領域におけるロボット支援手術を行うにあたってのガイドライン（日本呼吸器外科学会 2015年12月4日制定，2018年7月4日改訂）

1. コンソール医師は呼吸器外科専門医であること
2. 呼吸器外科医としての一般的な開胸および胸腔鏡手術の手術手技と周術期管理，合併症の治療法を十分習得していること
3. 内視鏡下に見る胸腔内臓器の解剖学的構造や相対的位置関係を理解していること
4. 胸腔鏡手術における特殊手術器具の使用法に習熟していること
5. 日本内視鏡外科学会（JSES）が定める「内視鏡手術支援ロボット手術導入に関する提言」を遵守すること
6. コンソール医師ならびに患者側医師はIntuitive社の定める手順に沿ったトレーニングを受け，Certificateを取得していること
7. ロボット支援手術を始めるには，Certificateを取得後も，十分なシミュレーターまたはオンサイトトレーニングを継続すること
8. コンソール医師は遠隔操作による視覚－手指運動協調（hand-eye coordination）を習得していること
9. ロボット支援手術はコンソール医師ならびに患者側医師，麻酔科医師，直接・間接介助看護師，臨床工学技士などの共同手術であり，これらの参加者はロボット支援手術の特性を理解し，チームとして機能すること
10. ロボット支援手術を行うにはチームとして十分な胸腔鏡手術の経験を持っていること
11. チームはロボット支援手術の緊急時対応について常に十分に話し合い，マニュアル化しておくこと
12. ロボット支援手術を独立したチームとして始めるためには，同手術の見学あるいは指導（プロクター）手術を合わせて3例以上（術式毎に1例以上のプロクター手術）を経験していること
13. ロボット支援手術を行うときには，術前のInformed Consent Formに手術支援ロボットに支障があった場合の対応を記載しておくこと
14. ロボット支援手術を始めるには，術式ごとに施設の倫理委員会の承認を得ること
15. da Vinci Si, Xi, X サージカルシステムに備わるデュアルコンソール機能は，ロボット支援手術でのコンソール操作に習熟した医師のみが使用すること（デュアルコンソール機能下で，2台のコンソールにより手術を行う場合，少なくとも1台のコンソール操作はロボット支援手術に関する手術技能に習熟した医師が担当すること）

※上記「ロボット」とは現在わが国で承認されている以下の品目を指す。

	販売名	製造販売業者	承認日	承認条件
1	da Vinci S サージカルシステム	インテュイティブサージカル合同会社（ジョンソン・エンド・ジョンソン株式会社より承継）	平成21年11月18日	1) 適切な教育プログラムの受講により，本品の有効性および安全性を十分に理解し，手技などに関する十分な知識・経験を有する医師および医療チームによって適用を順守して用いられるように必要な措置を講ずること。2) 適用領域の治療に関する十分な経験のある医師を有し，本品を用いた手技に伴う緊急時の対応を含めた十分な体制が整った医療機関で，本品が使用されるように必要な措置を講ずること。
2	da Vinci Si サージカルシステム	インテュイティブサージカル合同会社	平成24年10月18日	同上
3	da Vinci Xi サージカルシステム	インテュイティブサージカル合同会社	平成27年3月30日	同上
4	da Vinci X サージカルシステム	インテュイティブサージカル合同会社	平成30年4月4日	同上

図1 da Vinci Xi システム
ⓐ：ビジョンカート，**ⓑ**：ペイシェントカート，**ⓒ**：サージョンコンソール

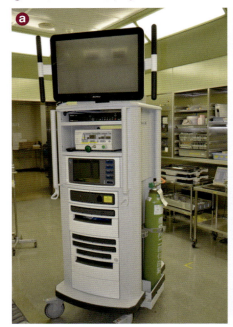
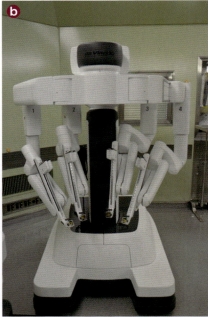
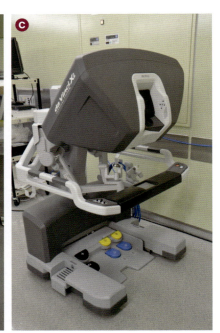

表3 da Vinciタイムアウト時のチェックリスト（例）

タイムアウトは術前とペイシェントカートのロールイン後・ロールアウト前の3回行う。

●ペイシェントカートのロールイン後チェック（タイムアウト2回目）

	状況	チェックポイント	チェック内容
☐	ロールイン後	アームと患者の接触	アームが患者の上肢・下肢・側腹部に接触していないか確認する
☐	ロールイン後	青ケーブルの整理	ペイシェントカート・サージョンコンソール・ビジョンモニタにつないでいる青ケーブルが干渉し合ってないか確認する
☐	ドッキング時	トロカーの挿入後	・トロカーが深すぎないか医師に確認する ・トロカー挿入部の皮膚への圧迫やねじれがないか確認する
☐	ドッキング後	アームの間隔調整	4つのアーム間隔が拳1つ分空いているか確認する
☐	セッティング	電気メス・バイポラール・エネルギーデバイスのセッティング	・電気メス・バイポラールコードが接続されている ・リガシュアが接続されている
☐	スコープの装着	スコープの装着	スコープの装着時，カメラコードが突っ張っていないことを確認する

●ペイシェントカートのロールアウト前チェック（タイムアウト3回目）

	状況	チェックポイント	チェック内容
☐	ロールアウト前	ロールアウト	確実に鉗子やスコープ類がはずされ，トロカーとアームのドッキングが解除されているか確認する
☐	ロールアウト前	アームと患者の接触	アームが患者の上肢・下肢・側腹部に接触していないか確認する
☐	ロールアウト前	青ケーブルの整理	ペイシェントカート・サージョンコンソール・ビジョンモニタにつないでいる青ケーブルが干渉し合ってないか確認する

1) オンライントレーニングの開始

術者育成には，E-ラーニングでオンライントレーニングを開始する。

まずda Vinciシステムの基礎（システム，セットアップやロールインとドッキング方法，ロボット特有のドレーピングの仕方，インストゥルメント挿入や抜去方法，ガイドツールチェンジなど）をビデオで視聴する。これは，自分のPC上でいつでも視聴できる。

これらを理解したうえで基本問題に関する評価をWeb上で受ける必要があり，基準点が得られれば修了書の発行を受け取る（図2）。基準に達しない場合は，繰り返しアセスメントを受ける必要がある。

2) オンサイトトレーニング

次に企業担当者と実機を用いてオンサイトトレーニングを行い，機器の構造や役割，名称などを学ぶ。まず実機を用いた基礎知識の確認を行う。ペイシェントカートでの円滑なドッキングや専用器具の挿入と抜去，ガイドツールチェンジ機構について再確認する。特に緊急時の離脱手順などは重要である。

術者は実際に，サージョンコンソールの操作をシミュレーターやドライモデルを使用して練習を行っておく必要がある。図3にその様子を示した。カメラ操作，指・手首の動作や，クラッチ，フットスイッチについて練習を行っておく。またモデルを用いた縫合や結紮の修練を重ねておく。

3) 施設見学の準備

次のステップとして，施設見学の準備を行う。見学できる病院は，これから順次増えていくと思われるが，現時点では国内でまだ5施設ほどである。詳細は，手術支援ロボットの運営に関係する企業（Intuitive Surgical社）に問い合わせて日程の調整を計ることになる。見学には，病院ごとに申請書と見学費用を負担する必要があるが，施設により異なり5〜7万円の範囲である。

見学のポイントは，手術前準備の状況や患者体位の確認，ロボット機器の配置や，エネルギーデバイス，麻酔器，手術室全体のレイアウトの確認を行う。またドレーピング方法についても見学しておく。

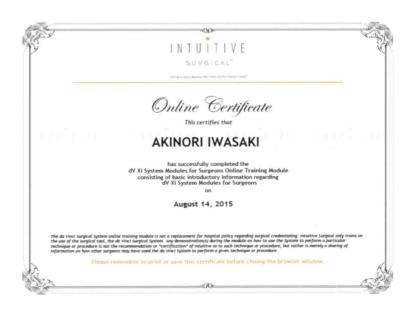

図2 オンライントレーニング修了書（筆者の例）

図3 シミュレーターやドライモデルを使用しての練習

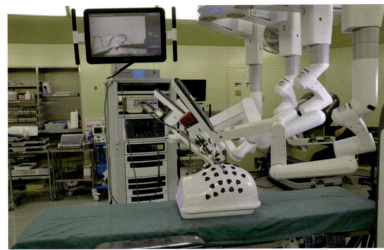
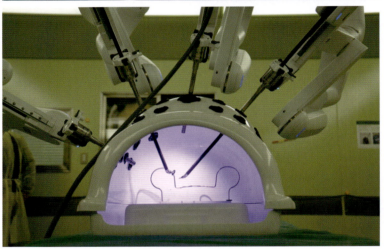

そこでの見学が終われば，施設見学修了書を受け取り，次のステップに移る(図4)。

4) ウエットラボでのトレーニング

　動物を用いたベーシックトレーニング(ウエットラボ)で，実機を動かして肺葉切除までの過程を行うことになる。受講は，術者1名，助手1名が基本であるが，術者1人でも可能である。もちろんこの場合も申請書と申請費用の負担が必要であるが，初期は術者の場合50万円であったが，その後40万円，現在は30万円に負担が軽減されている。この証明書は，あくまで個人に帰属するので術者のいる病院負担になるのか，個人で負担するのか一定のルールはなく施設間の差が認められる。前もって負担の方法を所属する施設で話し合っておく必要がある。

　まず，オンサイトトレーニングの内容理解の確認のため，スキルシミュレーターやドライラボで復習を行い，ウエットラボに備える。

　ウエットラボでは，サージョンコンソールの設定，エンドスコープの使用と調整，インストゥルメントアームの内部・外部干渉の回避方法，リトラクションアームの使用，インストゥルメントの可動域，クラッチ操作，切開および剥離操作など基本手技を学ぶ。呼吸器外科領域では，肺葉切除を行うための肺組織の剥離や，血管・気管支処理の操作を学ぶ。またロボット機器の不具合や出血時の緊急対応については，特に注意深く学んでおく必要がある。この実機トレーニングの後に最終的な修了書が発行され，いよいよ術者としての臨床の準備が整うことになる(図5)。

図4　施設見学修了書(筆者の例)

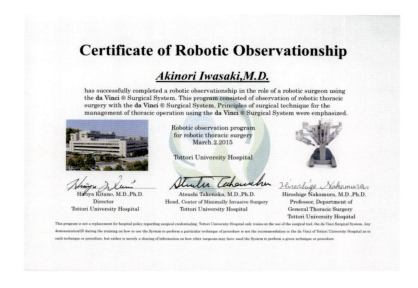

図5　最終的な修了書(筆者の例)

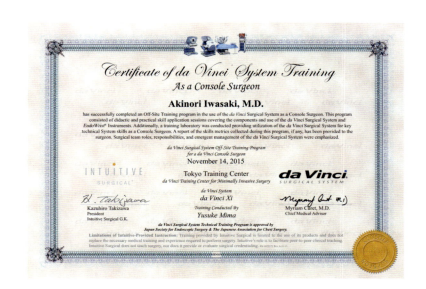

5)手術日決定後にウエットラボを

　初めての症例を慎重に選択して手術日程を決めることになるが,ウエットラボを体験後,できれば30日以内,最長でも90日以内に実施することが望ましい。しかし,ウエットラボから30日以上経過した場合は,再トレーニングを受けることが要望される場合も考えられるので,なるべく手術日程が決まった後にウエットラボを行うことが推奨されている。

6)助手育成

　基本的には術者に類似し,1)～4)の病院見学までは同じである。ウエットラボに関しては,必ずしも必須ではないが,指定された専門の施設(現在国内では2施設)で安全セミナーなどを受講することが必要になる。できれば術者候補者として,術者のウエットラボ受講に同行するほうが効果的である。このときの費用は無料となる。

第1例目の手術スタートに向けて

プロクターについて

　病院の倫理委員会の承認を得ておくことはもちろんであるが，プロクターによる指導を何例まで実施するか，施設基準を設けておき遵守する必要がある．現在，縦隔腫瘍や原発性肺癌への適応があるなかで，術式別での招請は必須である．手術日が決まったらプロクター招請を行うが，正式な招請状をプロクターとその施設責任者に送付し，了承を得た後に最終的に日程が確定する．日本呼吸器外科学会HPの各種資格内「ロボット支援手術プロクター」に依頼書，報告書，フローが掲載されているので参照し，ロボット支援手術プロクターを依頼する場合はフローに従って手続きを行う必要がある．ロボット支援手術プロクター名簿が掲載されているので，このなかより各施設で依頼者との交渉を進め，呼吸器外科学会事務局まで書類の提出を行うことになる．

　招請にかかわる費用については，招請する施設やプロクターが在籍する施設の位置により異なるので，病院事務から問い合わせておく．

　初症例の前は，実際の手術を想定してシミュレーションを数回行うことが必要である．現在のところは，da Vinciを販売しているIntuitive Surgical社の営業担当者と初症例の前にシミュレーションを行うことになる．

手術室内

　サージョンコンソール，ビジョンカート，ペイシェントカートや麻酔器，エネルギーデバイスの配置，体位の取り方などの確認を行う．ペイシェントカートのロールイン，ドライモデルを使用したポートプレイスメントやドッキングの確認，トラブルシュートなど，実際の手術さながらのシミュレーション練習を行う．実際の専用手術室を使用して，必要に応じて麻酔科医，看護師，MEなどチーム全員で実施する必要がある．

　そのほか，手術で使用されるインストゥルメントや物品などの最終確認や緊急時の役割分担，出血時に対応するための緊急ロールアウトのシミュレーションを実施しておく．

アドバイス：導入初期の症例選択について

　肺癌では導入初期の症例は，なるべく分葉が良好で右下葉切除になる症例を選択することが望ましい．術前に確定が得られているほうが予定は立てやすい．左側では心臓や大動脈などによる自由度の制限もあり，特に左上葉の場合はロボットだけでの完遂が困難で，他肺葉より開胸移行になりやすい．縦隔腫瘍の場合は，あまり大きくない胸腺腫などがよい．

　インフォームド・コンセントでは，新しい手術アプローチであるが，現時点での胸腔鏡手術との明らかな成績の差がないことは説明に盛り込んでおき，専門のチームで実施していることを理解いただく必要がある．

―呼吸器外科ロボット支援手術実践マニュアル―

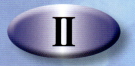

ロボット支援手術の
トレーニング

II ロボット支援手術のトレーニング

ロボット支援手術のトレーニング
Training in robot-assisted surgery

伊達洋至

運転免許証と同じように

　自動車を運転するためには運転免許証が必要であり，それを取得するためには自動車教習所に通うのが一般的である．同様に，ロボット支援手術を行うためには，定められたトレーニングプログラムに参加する必要がある．da Vinciサージカルシステムに関するトレーニングプログラムは，日本内視鏡外科学会，日本泌尿器科学会，日本産科婦人科内視鏡学会，日本呼吸器外科学会の見解，指導の下に作成されたものである．トレーニングを終了すると，トレーニング修了書が発行され，いよいよ初症例に臨むことができる．

術者用トレーニング

　術者用のトレーニングの流れを図1に示した．

症例見学（1日）

　第1段階として，経験豊富な術者の手術と手術室の運用を見学する必要がある．Intuitive Surgical社が認定した症例見学施設および術者の手術を見学する．以前は，海外での見学が必要であったが，現在では日本国内の施設での見学が可能となっており，症例見学施設数も増加しつつある．術者・助手・看護師・臨床工学技士のチームとして見学するのが理想的である．

　手術室のレイアウトの確認，ドレーピングの見学，手術前準備や体位の確認，対象症例の見学を1日かけて行う．見学施設の許可を得て，ビデオや写真を撮っておくとよい．

　手術終了後は，疑問点などを見学施設スタッフとディスカッションしておく．

オンライントレーニング（1～2時間）

　Eラーニングを使用して時間や場所を問わずに，da Vinciの概要や基本操作を学ぶことができる．

　https://www.davincisurgerycommunity.com/にアクセスして（図2），自分のアカウントを作ってログインする．オンライントレーニングを日本語で受けることができる．
- da Vinci サージカルシステムの概要
- セットアップ
- ロールインとドッキング
- インストゥルメントの挿入，抜去，交換方法
- リモートセンターテクノロジー
- ドレーピングなど

について学ぶ。

その後，オンライントレーニングアセスメントを受ける。これは，オンサイトおよびオフサイトトレーニングの内容から問題が出題されるWebテストである。合格に伴い修了証が発行される。

図1 術者用da Vinciトレーニングプログラム

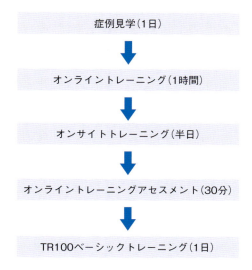

図2 オンライントレーニングを受けるためのda Vinci Surgery Communityのホームページ
https://www.davincisurgerycommunity.com/

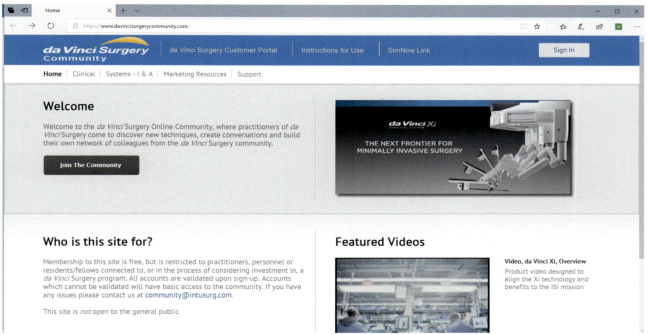

オンサイトトレーニング(半日)

　これは，da Vinciの基礎を実機で学ぶものである。手術室，インテュイティブサージカル東京トレーニングセンター，あるいは，大阪支店で約半日かけて行う。

　医師が受ける内容は，
・da Vinciサージカルシステムの概要と使用方法
・インストゥルメント/エンドスコープ概要
・ポートプレイスメント理論
・da Vinci手術開始から終了までの注意点
・サージョンコンソールでの操作練習

などである。

　手術室スタッフが受ける内容は，
・da Vinciサージカルシステムの概要と使用方法
・da Vinciサージカルシステムの取り扱いと点検のポイント
・インストゥルメント/エンドスコープ概要
・da Vinci手術開始から終了までの注意点
・ドレーピング

などである。

TRベーシックトレーニング(1日)(図3)

　da Vinciの操作スキルをドライラボおよびウエットラボで習得する。安全かつ効果的にda Vinciサージカルシステムの操作技術を習得するための重要なステップである。

　術者は，インテュイティブサージカル東京トレーニングセンター，あるいは，藤田医科大学病院で1日かけて，トレーニングを受ける。

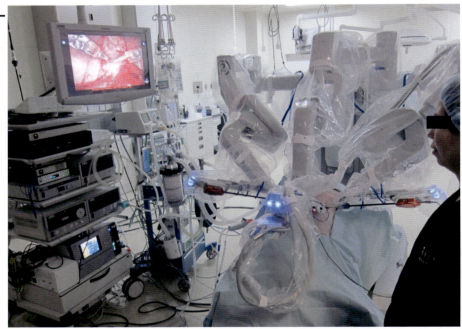

図3 TR100ベーシックトレーニング
ウエットラボで肺葉切除術を行っているところ。

ドライラボでは，
- ・da Vinci サージカルシステムのセッティング
- ・ポートプレイスメント理論
- ・インストゥルメント概要（挿入方法，抜去，交換方法）

を学ぶ。

次いで，ウエットラボでは，
- ・エンドスコープ操作
- ・インストゥルメント操作（剥離，縫合，エネルギーデバイスの使用）
- ・アドバンスドインストゥルメントの使用
- ・リトラクションアームの使用
- ・干渉回避
- ・緊急時対応（インストゥルメントリリースキットの使用，緊急停止，システムエラーの対応，術式の切替）

について学ぶ。

助手用トレーニング

助手用トレーニングの流れを図4に示した。術者と異なるのは，最後のステップが半日間で終了するファーストアシスタントプログラムとなっている。これは，インテュイティブサージカル東京トレーニングセンター，あるいは藤田医科大学病院で受けることができる。

受講内容は，
- ・da Vinciサージカルシステムのセッティング
- ・ポートプレイスメント理論
- ・インストゥメント概要（挿入方法，抜去，交換方法）
- ・アドバンスドインストゥルメントの使用
- ・リトラクションアームの使用
- ・干渉回避
- ・緊急時対応（インストゥルメントリリースキットの使用，緊急停止，システムエラーの対応，術式の切替）

である。

図4 助手用da Vinciトレーニングプログラム

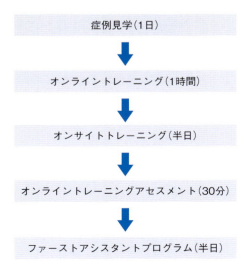

継続したトレーニングの重要性

　da Vinciを使いこなすには，両手両足での操作が必要である．しばらく使用しないと，操作に時間がかかったり，間違えた操作を行ってしまったりする可能性がある．理論的には1週間に1〜2回の定期的トレーニングがよい．手術間隔が開いたときには，トレーニングシミュレーションシステムを利用するだけでも，操作感覚を取りもどすことができる．また，ミカンの皮をむいて房を分けていく操作は，手術操作と類似しており，トレーニングには大変有益である（図5）．Webサイトによる手術ビデオの鑑賞も有用である．

　また，Intuitive Surgical社は，手術間隔が開いた場合や，執刀再開を目指す場合に，リフレッシャーテクノロジートレーニングという1日コースを提供している．ドライラボおよびウエットラボを1日経験することにより，安全な執刀再開をサポートするプログラムである．

アドバイス：継続的トレーニングについて

　ロボット支援手術は，両手と両足を使って操作する特殊な手術である．せっかくトレーニング修了書をもらっても，継続的トレーニングを怠ると，手術の質は落ちてしまう．Webサイトや本書に附属する手術ビデオを定期的に観賞することをお勧めする．さらに手足を実際に動かすことが重要であり，シミュレータートレーニング，ドライラボ，ウエットラボを利用して，自信をもって手術に臨むように心がけるべきである．

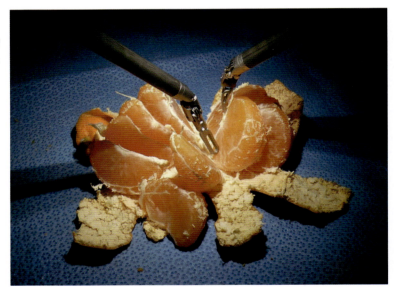

図5 ミカンを使ったトレーニング
トレーニングを継続することは重要である．ミカンの房を分ける操作は，手術操作と類似している．

—呼吸器外科ロボット支援手術実践マニュアル—

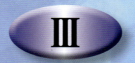

ロボット支援手術に用いる器具と基本操作法

III ロボット支援手術に用いる器具と基本操作法

ロボット支援手術に用いる器具と基本操作法
Instrument and basic method of operation in robot-assisted surgery

伊達洋至

術者の好みに適した器具選択が重要

　ロボット支援手術は，胸腔鏡手術の進化版ともいえるが，手術を行う感覚は，むしろ開胸術と類似している。胸腔鏡手術を得意とする術者と開胸術を得意とする術者では，当然選択する器具も異なってくる。例えば，胸腔鏡手術でフックを多用する術者は，右手にモノポーラフックを持つのがよいであろう。開胸やハイブリッド手術でメッツェンバウムを使う術者は，モノポーラカーブドシザーズがよいであろう。電気メスをヘラのように使って剥離するのが得意な術者は，モノポーラスパチュラがよい。Marylandタイプのバイポーラを両手に持って，剥離すべき組織の皮をむくように剥離するロボット手術独特の方法を使う術者も多い。ロボット手術では，器具の交換に時間がかかるので，できるだけ同じ道具で剥離操作を進めるのがよい。術者の好みに適した器具を選択するのが重要である。

モノポーラインストゥルメント

　右手には，8 mmのカニューラから挿入可能なモノポーラインストゥルメントを用いることが多い。

　モノポーラスパチュラ(図1a)は，通常の電気メスに似た形状をしている。電気メスの先を少し曲げて使用する術者も多いが，モノポーラスパチュラを曲げて使用することはできない。しかしながら，ロボットアームの多関節能を使ってスパチュラの角度を自由に変えることで，剥離操作が容易となる。

　モノポーラフック(図1b)は，胸腔鏡手術でフックを多用する術者に向いている。彎曲の部位で剥離を進め，切離しようとする組織をフックに引っかけて手前に引きながら焼き切る。ロボットアームの多関節能は，フックをいろいろな角度で使用することを可能にしている。

　モノポーラカーブドシザーズ(図1c)は，メッツェンバウムの開排する操作で剥離するのが得意な術者に向いている。チップカバーを用いれば，シザーズ基部での不要な焼灼を防止できる。

バイポーラインストゥルメント

　左手には，8 mmのカニューラから挿入可能なバイポーラインストゥルメントを持つことが多い。先の細いタイプ，平たいタイプ，曲がったタイプ，真っすぐのタイプなど，さまざまな形状のものがある(図2)。

　右手に先が曲がったタイプ(図2a：Marylandバイポーラ，図2b：カーブドバイポーラダイセクタ，図2c：ロングバイポーラグラスパ)を持って，組織の皮をむくように剥離を進めることも可能である。

先の平らなフェネストレイテッドバイポーラ(図2d)は，血管の背側を回るときにも使用可能である。細かい組織を把持したり止血したりするためには，マイクロバイポーラ(図2e)がある。

図1　モノポーラインストゥルメント
- ⓐ：モノポーラスパチュラ
- ⓑ：モノポーラフック
- ⓒ：モノポーラカーブドシザーズ

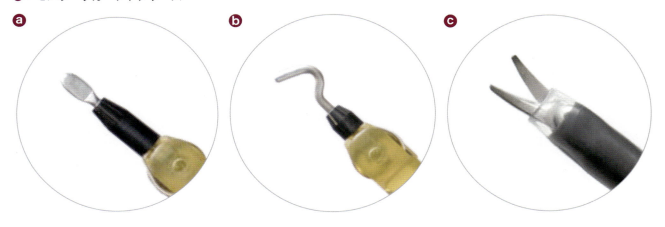

図2　バイポーラインストゥルメント
- ⓐ：Marylandバイポーラ
- ⓑ：カーブドバイポーラダイセクタ
- ⓒ：ロングバイポーラグラスパ
- ⓓ：フェネストレイテッドバイポーラ
- ⓔ：マイクロバイポーラ

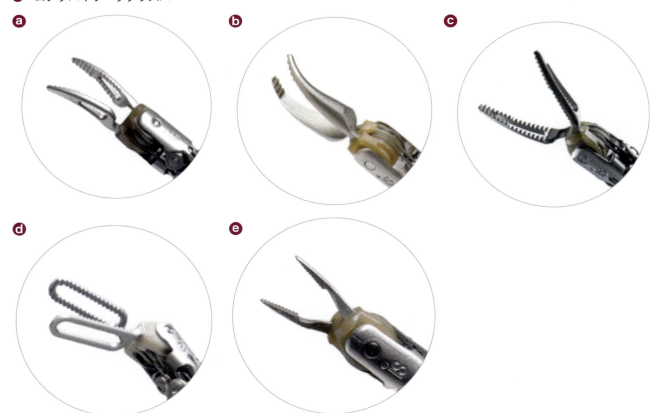

グラスパ

8 mmのカニューラから挿入して，組織などを把持するグラスパにもさまざまなタイプのものがある．主に第3アームに取り付けて，視野の確保のために肺などの組織を牽引するのに使うグラスパとして，カディエールフォーセプス（図3a）やグラスピングリトラクタ（図3b）が便利である．TIP-UPフェネストレイテッドグラスパ（図3c）は，血管や気管支のテーピングや，葉間のトンネリングの際のテーピングに便利である．そのほかにもさまざまな形状のグラスパがある．

そのほかの8 mmインストゥルメント

ニードルドライバも数種類があり，図4aは代表的なラージニードルドライバを示す．胸腔内での縫合には，必需品である．シザーズには，先の鋭利なポッツシザーズ（図4b）と先の丸いラウンドチップシザーズ（図4c）がある．

エネルギーデバイス

超音波メスであるハーモニック（図5a）は，da Vinci XiおよびXで使用可能である．ベッセルシーラー（図5b）は，da Vinci Si・Xi・Xで使用可能である．ベッセルシーラーでシーリングした後にカットする際には，ペダルを2回踏む必要があり，不用意なカットを防止するようになっている．エネルギーデバイスは，胸腺・肺実質・縦隔脂肪織の切離に便利である．肺血管への使用は，十分なデータがなく安全性は確立されていない．

図3 グラスパ
ⓐ：カディエールフォーセプス
ⓑ：グラスピングリトラクタ
ⓒ：TIP-UPフェネストレイテッドグラスパ

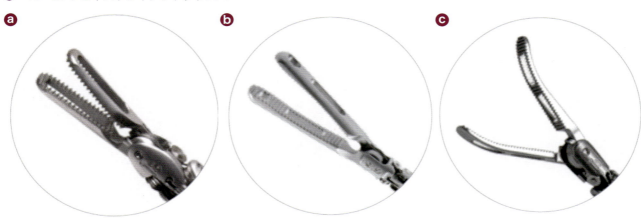

図4 そのほかの8 mmインストゥルメント
- ⓐ：ラージニードルドライバ
- ⓑ：ポッツシザーズ
- ⓒ：ラウンドチップシザーズ

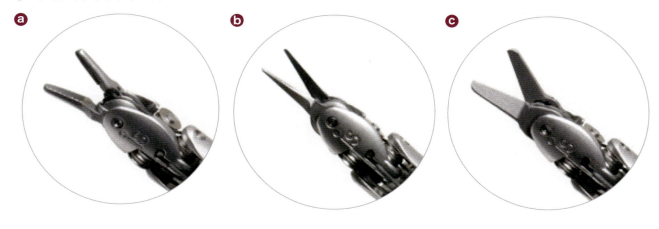

図5 エネルギーデバイス
- ⓐ：ディスポーザブルハーモニックACE Xi
- ⓑ：EndoWrist ベッセルシーラーインストゥルメント Xi

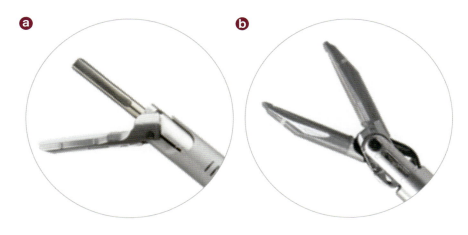

ステープラー

　ステープラーは，da Vinci Si・Xi・Xで使用可能である。ここでは，da Vinci Xi・Xで使用できるステープラーについて記載する。術者が自由にステープラーを操作できること，手首のような関節機能を有していること，SmartClampというフィードバック機能を有していることが特徴である。

　ステープラーを挿入するためには，12 mmのカニューラが必要となる。従って，8 mmのカニューラを使っていた場合は，カニューラの入れ替えが必要である。また，12 mmのカニューラから8 mmインストゥルメントを挿入する際には，カニューラレデューサを使用する必要がある。

　ステープラーには，30 mmと45 mmの2種類の長さのものがある。30 mm長のステープラーには，カーブドチップ（図6a）とストレートチップ（図6b）の2種類がある。一方45 mm

長のステープラー(図6c)はストレートチップのみである．カーブドチップは，特に血管処置に有用である．

30 mm長のステープラーカートリッジには，4種類がある(図7)．ステープルの高さによって，グレー，ホワイト，ブルー，グリーンの4種類の色分けがされている．45 mm長のステープラーカートリッジは，ホワイト，ブルー，グリーンの3種類である．薄い血管にはグレー，やや厚い血管にはホワイト，薄い肺実質にはブルー，厚い肺実質や気管支には

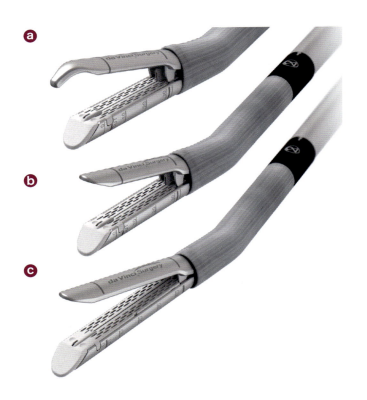

図6 ステープラー
- ⓐ：30 mmカーブドチップ
- ⓑ：30 mmストレートチップ
- ⓒ：45 mmストレートチップ

図7 30 mm長のステープラーカートリッジ

	色	形成前ステープル高(mm)	形成後ステープル高(mm)
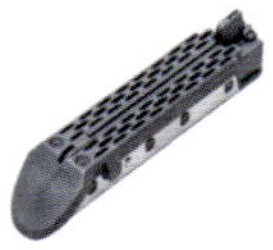	グレー	2.0	0.75
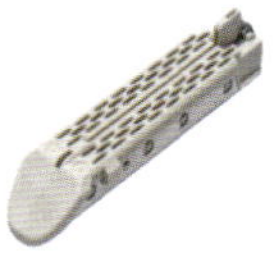	ホワイト	2.5	1.0
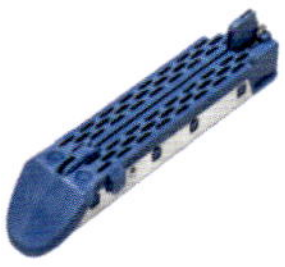	ブルー	3.5	1.5
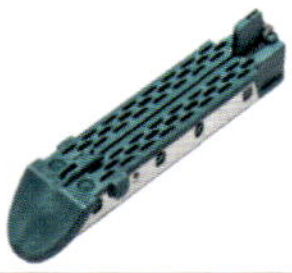	グリーン	4.3	2.0

グリーンのステープルを使うことを目安にするとよい。da Vinci Xiには，SmartClampというフィードバック機能が備わっている。ファイヤ前にターゲット組織に適切なコンプレッションがかかっていることを確認する。十分なコンプレッションがかかっていないときには注意喚起される（図8）ので，適切なステープルに交換する。

最近60 mm長のステープラーも発売され，，可動域もさらに拡大されているが，体格の小さい日本人の胸腔内の使用には工夫が必要である。

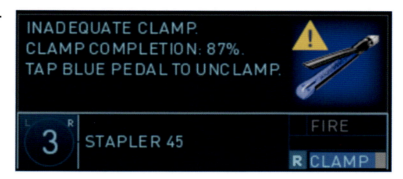

図8 SmartClampテクノロジー

アドバイス：ステープラーの使い方

ロボット用のステープラーを使用することによって，術者が自由にステープラーを操作できるようになった。その際，重要なのはポートと切離する組織の距離である。30 mmのステープラーを使用しても，切離しようとする組織が近すぎて，うまくはさめないことがしばしばある。対策としては，ポートとアームをやや抜き気味にする。それでも困難を感じた場合は，助手に胸腔鏡用のステープラーを使用してもらうのがよい。困難を感じたときに，無理な操作を行わないことが重要である。

―呼吸器外科ロボット支援手術実践マニュアル―

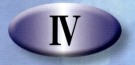

ロボット支援手術手技

IV ロボット支援手術手技

肺癌に対する肺葉切除術
Robot-assisted pulmonary lobectomy for lung cancer

鈴木健司

手術の概要

　肺癌に対する標準手術である肺葉切除をロボットで行う場合に最も留意すべきポイントは血管処理である。ロボットの弱点の1つは触覚の欠如であり，この点は血管をencircleする際に決定的なデメリットとなる。この弱点を深く認識することは，肺動脈や肺静脈のような脆い血管を安全に処理するための第一歩である。

　一方，三次元のカメラを術者自身が操ることができること，第3アームの存在，強拡大視など利点も多く存在する。弱点を利点でカバーするという観点から触覚の欠如を（強拡大をもって）視覚で補う感覚が必要となる。この一点に集中して修練すれば，肺癌の手術自体がこれまでのものと別次元なものにもなりうる。

　次に留意すべきポイントは肺門リンパ節の郭清である。肺動脈や肺静脈のような脆弱な構造物の間にはさまれたリンパ節を破砕せずに摘除することは，通常の手術でも困難なことが多いが，da Vinciでは強拡大を用いることで容易に行えるようになる。肺門のリンパ節を精密に郭清することができれば，自ずと血管と気管支が剥離された状況となり，手術はスムーズに進行する。状況に応じてfissure-less lobectomyなどのテクニックを用いて，どんな分葉不全に対しても対応は可能となる。気管支を先行処理するこのテクニックはda Vinciに向いているように思う。

　気管支の処理に続く血管処理やリンパ節郭清，そして葉間処理が容易に行える。順天堂大学附属順天堂医院で行ったロボット支援呼吸器外科手術は累積250例となった。最近気付いたのであるがロボット支援手術で興味深いのは同じ手術であれば，どの症例でも同じようなシーンが続くことである。これは術者自身がカメラ操作を行うことに起因するもので，その意味ではかなり再現性の高い手術といえるのではなかろうか。この特徴は高い教育効果を生むのではないかと考えている。

　肺葉切除と縦隔リンパ節郭清は肺癌に対する標準術式である[1,2]。肺葉切除をda Vinci Siで行う場合とda Vinci Xiで行う場合でポートサイトは異なる。ポートプレイスメントはda Vinciの4アームに加えて，2カ所のサポートを置くとよい。基本的に上葉の場合は第7肋間，下葉の場合は第9肋間であるが，腹側のサポートポートを置くスペースが確保できない場合は，下葉でも第8肋間とする。なお，da Vinci Xiでの肺葉切除でda Vinci搭載ステープラーを使用する場合は，そのポートサイトを1肋間下げるようにする。da Vinci XiではSiには搭載されていないステープラーを使用することができるが，肺門からの距離が短いとこのステープラーはきわめて使用しにくいためである。われわれはda Vinci SiおよびXiでのロボット支援手術を展開している。da Vinci Xiの場合は通常患者の腹側のアームをステープラー用のポートとしている。ロボット支援肺葉切除の予後，リンパ節評価，局所再発率に関してはいまだ未熟ではあるが，いくつかの報告はすでになされている[3,4]。

手術全般におけるコツ

　触覚がないというのはda Vinci手術における弱点の1つであるから，これを視覚で補うというのが基本的な考え方である。つまり強拡大をまめに用いることが肝要である。

　クラッチ付きの自動車はめっきり減ったが，この車の運転と似ているところがあり，手

の動きと足の動きとの連動が大変重要となる。またクラッチ機能によって両手を常に自由度の高い位置に置くことも重要である。

通常の手術であれば鑷子で血管やリンパ節を保持する際にその強さを調整できるが，da Vinciではこれが難しい。例えば肺動脈を無造作にDeBakey鉗子で保持すれば高度の血腫が形成される。保持する力が強いのである。実はda Vinciによる鉗子の開閉はall or noneではなく，修練によって弱く閉じることが可能となる。組織の挫滅を低減するためにはマスターすべきテクニックである。カメラは直視鏡を用いる。斜視鏡を用いるとロボットのアームが患者に近づきすぎて，サポートアームを無力化してしまうことが多い。逆に直視鏡で困るシーンは肺葉切除においてはほとんどない。

アドバイス：da Vinci手術におけるコツ

Tips
- 強拡大をこまめに用いる。
- 手と足の連動を修練する（百練自得）。
- 鉗子で弱く把持する，いわゆる「甘噛み」をマスターする。
- カメラは直視鏡がよい。

Plitfall
- 斜視鏡のカメラをダウンで用いると，ロボットのアームが倒れすぎて患者に接触するか，サポートアームを無力化するおそれがある。

血管剥離

触覚がないda Vinciの最も不得意な手術操作は大血管の確保である。肺葉切除であれば肺動脈および肺静脈を確保することが必須となるが，これら大血管の裏を盲目的に通すのはきわめて危険である。つまり比較的大きな血管を通すには血管の裏を視認しつつ鉗子を通すか，またはどうしても盲目的操作を余儀なくされる場合は，先端が鈍の鉗子を用いる。

われわれはこうした場合にはカディエール（把持鉗子），またはフェネストレイテッド鉗子を用いている。Maryland鉗子などの先端が鋭な鉗子は血管の裏にブラインド操作を行わざるをえないような場合には用いるべきではない。

アドバイス：血管損傷のリスク

- 血管のブラインドサイドに鉗子を通す場合，先が鋭の鉗子を選択すると血管損傷のリスクが上がる。

第3アームについて

胸腔鏡の手術とda Vinci支援手術の決定的な違いは，da Vinciが三次元であること，カメラの移動や拡大などの操作を術者が行えること，深い術野でも手元と術野の動きの割合が変わらないことなど枚挙にいとまがないが，なかでも第3アームの存在が大きい。

手術における視野の確保はその手技に勝るとも劣らぬほど重要なポイントであるが，大きな視野から，かなり狭い視野まで自在に作れるのがda Vinciの第3アームである。

「手術は左手でする」というのは，手術の極意を伝える言葉として有名であるがda Vinciでは第3アームをいかに駆使するかで手術が決まるといっても過言ではない。

アドバイス：第3アームの活用

・柔軟に，こまめに第3アームを活用する

胸膜全面癒着症例

胸膜全面癒着はその程度に差はあれ，呼吸器外科医にとってはチャレンジングな状況である。出血や手術時間がかさみ，手術の侵襲も大きくなる傾向にある。

胸膜癒着で最も困難な場所は肺尖部である。右の肺尖部であれば右腕頭静脈，左の肺尖部であれば左腕頭静脈の損傷はときに致命傷となる。この場所の剥離に関してはロボット支援手術での癒着剥離は最も安全な方法であろう。三次元であること，通常では操作が困難となる胸腔最深部での操作がロボットでは浅い領域での剥離同様に行えることがその理由である。

ロボット支援手術での胸膜癒着剥離で困難な場所は横隔膜上の癒着である。第7肋間からのアプローチではこの場所の剥離は難しい。

アドバイス：胸膜癒着剥離に最適

・胸膜癒着の剥離にロボットは適している。

セットアップ

肺葉切除を行う場合，側臥位を基本とする。側臥位後に脇に枕を入れ，なおかつ手術台を折ることで肋間を開くようにする。水平近くまでda Vinciのアームが倒れてくるので腰骨が張っている患者の場合は，特にこのポイントを徹底する。最も背側のda Vinciポートは棘突起から4 cm離した肋間に置き，その腹側同一肋間で8 cm離れた場所に次のda Vinciポートを置く。さらに同一肋間で8 cmあけて，カメラポート（da Vinci Xiではda Vinciポート）を挿入する。

これらのポートに関しては上葉切除の場合は第7肋間，下葉切除では第9肋間を選択することが多い。日本人は小柄の患者が多く，da Vinciポートを第9肋間に置くと，サポートのためのポートを置くスペースがなくなることがあり，この場合は下葉切除でも第8肋間にポートを置く。

最も腹側のda Vinciポートは第6肋間に置き，カメラポートからの距離を最大限に，できれば10 cmとる。これによって腹側のサポートポートを置くスペースが生まれる。

カメラポートと最腹側のda Vinciポートと腹側のサポートポートの3点で大きな三角形を作るイメージとする。この三角形の1辺はすでに述べたようにできれば10 cmとし，ほかの辺は最低でも5 cmあけるようにする。

腹側のサポートポートはda Vinci Siであれ，da Vinci Xiであれ，手術を円滑に進めるうえできわめて重要なポートである。間違ってもda Vinciのアームで腹側のサポートポートが潰されるような状況にしないことが肝要である。

図1　上・下葉切除の際のポート位置

上葉切除の場合は第7肋間，下葉切除の場合は第9肋間にポートを置く。最も背側のポートは棘突起から4 cmの位置。腹側のサポートポートを機能させるためには最も腹側のポートを2肋間あけて，第6肋間に置く。da Vinciアームの間隔は8 cmあけるのを原則とするが，最も腹側のポートと次のポートは可能であれば10 cmあけるのがよい。

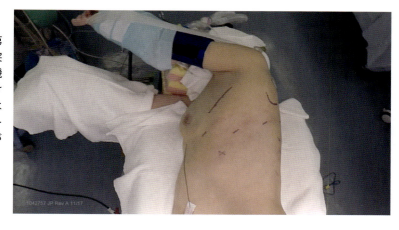

　われわれはもう1つのサポートポートを用いている。これは最背側のポートと次の腹側ポートの間の下位肋間に置く(図1)。胸膜の全面癒着を認めた場合，肺尖部に向かう方向の剥離はロボットで容易であるのに対して，横隔膜面の癒着剥離は困難なので，ポートサイトは第8肋間または第9肋間とするのがよい。

　カメラポートと左手または右手のポートさえ挿入することができれば，胸膜の全面癒着への対応は可能であり，たやすい。

　da Vinci手術は気胸を併用するとワーキングスペースがとれてよい。特に左下葉切除においてはほぼ必須である。

アドバイス：手術を円滑に進めるポート

- 腹側のサポートアームの位置は最も重要。
- 上葉切除では第7肋間，中葉・下葉切除では第8または第9肋間を用いる。
- 胸膜全面癒着を認め，全面にわたる剥離が必要となる場合，上葉切除であっても第8肋間を用いるのがよい。

右上葉切除

　右上葉切除は5つの肺葉切除のうちで最も多く行われる術式である。ロボット支援肺切除でも最初に行うのに適した術式であるといえる。

　ロボット支援手術の視野は基本的に"見上げ"である。従って最初のアクセスは腹側，背側，肺門のいずれかが望ましい。教科書的にもこの3つのアプローチは推奨されているものであり，多くの呼吸器外科医にとって慣れているアプローチであろう。本稿では肺門アプローチを概説する。

　肺門アプローチの際に切除する上葉を第3アームで牽引することが，肺門構造を立体化するという観点から重要であり，手術操作を容易にする。第3アームの有用性には触れたがその使用法にもコツがある。第3アームが隣のアームとfencingするのを防ぐために第3アームを可能な限り患者頭側にもっていくことが重要である(図2，3)。ちょっとしたコツではあるが，マスターすべき重要なポイントの1つである。

　右上葉切除を行う際に，この第3アームで右上葉を頭側に保持することで肺門の剥離がやさしくなる。ロボットの鉗子は強く把持すると組織に挫滅が起きるために，われわれは左手のアームにカディエールを用いている。ロボットの鉗子のなかで最も把持力が弱いためである。カディエールで血管床を把持し，スパチュラで剥離する。スパチュラはモノポー

| 図2 | 第3アームによる右上葉の悪い保持の仕方 |

アームが手前にせり出している。これにより，手前の左手アームとの干渉が起きやすくなる。

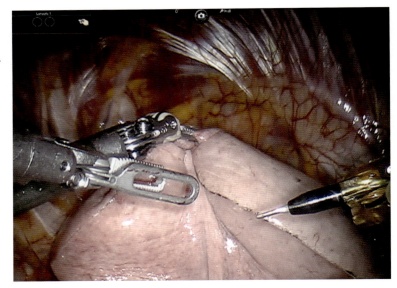

| 図3 | 第3アームの上手な使い方 |

アームを上に開くように保持する。左上の第3アームに注目。

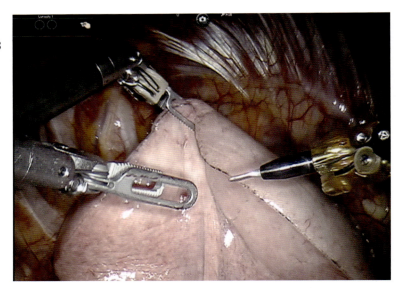

ラ電気メスとして使用するが，パワーは30〜60 Wである。ドライな術野を保つためにわれわれは60 Wを好む。

　葉間肺動脈を剥離して，ascending A2を同定する。多くの症例で肺動脈の上を細い肺静脈が横切ることがある。下葉のS6や中葉からの血流をいわゆる中心静脈にドレナージするV6xやV4xである。この静脈自体は細いのであるがラフに扱うとドレナージ先の中心静脈を損傷することになるので注意する。右上葉を頭側に第3アームで牽引しているので通常中心静脈は頭側，すなわち上葉側につくはずであり，そうなると肺門の操作が容易となる。その意味では肺門肺動脈の上を横切るV6xやV4xをうまく処理することは，肺門処理を成功裏に行うための重要なステップとなる。

　またほとんどの症例において肺門肺動脈の上にリンパ節を認める。このリンパ節を剥離し摘除することで，同時に肺動脈の剥離の第一歩が完了する。リンパ節は破砕しないように辺縁を把持してスパチュラで血管鞘に入ることで郭清する。肺門リンパ節を剥離するとともに肺動脈血管鞘に入るには強拡大を用いる（図4，5）。弱拡大では血管鞘の確認ができず，コントロール不能である。肺動脈血管鞘の微小血管が確認できる程度の強拡大を用いることで，血管鞘に入るのが容易となる。

図4 葉間肺動脈上の肺門リンパ節（弱拡大）

アームが手前にせり出している。これにより，手前の左手アームとの干渉が起きやすくなる。

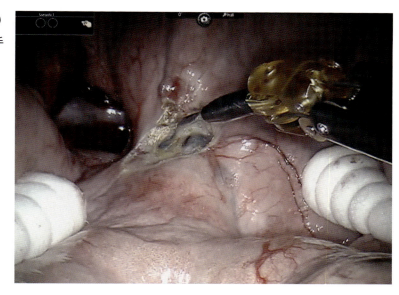

図5 肺門リンパ節の剥離（強拡大）

まずは肺門のリンパ節を剥離する。それによって葉間肺動脈の剥離が容易となる。

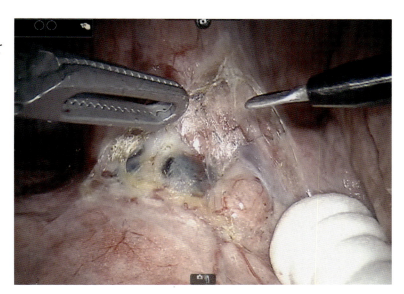

　血管鞘に入れば背側の上下葉間を切離するために切開を背側に延長する。腹側から11sリンパ節を視認し，これを肺から剥離して葉間を切離することが肝要である。間違ってもリンパ節を巻き込んでステープラーを走らせてはいけない（図6）。

　上下葉間を分離した後に行うことは肺動脈ascending A2の処理，そして気管支の処理である。冒頭に触れたようにda Vinciの最も不得手な操作は血管をすくうことであるから，われわれは気管支を先行処理することが多い。気管支を切離することで，残りの肺動脈と肺静脈を処理しやすくなるためである。いわゆる"fissureless lobectomy"といわれる手技である。気管支を安全に処理するためには左手で柔らかく気管支を保持し，右手でその気管支と上幹肺動脈との間を剥離する（図7）。その際には強拡大を駆使して，十分な視野の下に行うことが肝要である。ブラインドの操作を可能な限り避ける。その後気管支を切離する。

　切離後の気管支は断端を第3アームで吊り上げて肺動脈の背側を剥離する（図8）。これにより肺門部のリンパ節郭清が完成する。ここでも肺動脈の血管鞘に丁寧に入る。繰り返すが強拡大での操作が必須である（図9）。この操作により上幹肺動脈の切離が準備される。da Vinci Xiであれば腹側からステープラーを挿入し，切離可能である。葉間を分離し（図10），肺動脈を切離（図11）する。さらに肺静脈を切離して肺を摘出する。

図6 上下葉間にステープラーを通す

この際にリンパ節を破砕しないように注意する。

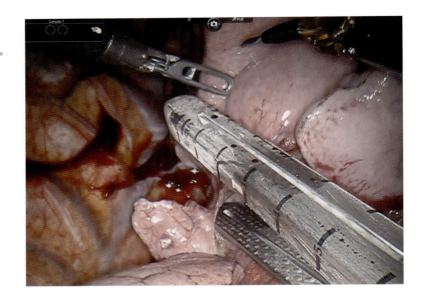

図7 右上葉切除時の気管支の剥離

左手で気管支を背側（左側）に牽引し，右のスパチュラで上幹肺動脈を剥離する。

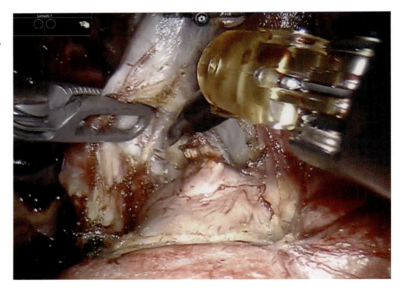

図8 肺動脈の背側，気管支近位側の剥離

切離後の遠位気管支を吊り上げて，肺動脈の背側，気管支近位側の剥離を行う。

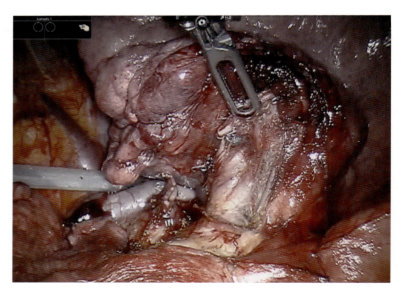

図9 肺動脈の剝離

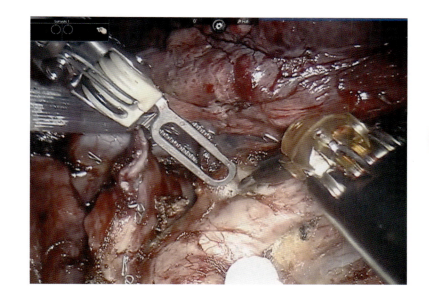

図10 上中葉間切離

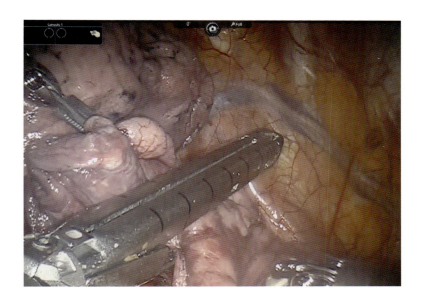

図11 肺動脈の切離

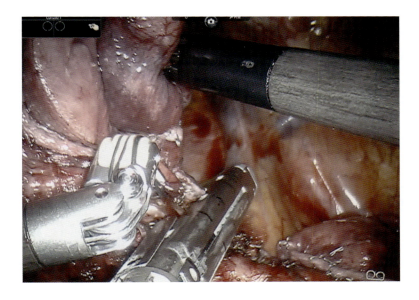

葉間を分離するために用いるステープラーの軸が葉間線に合わない場合は葉間を最後に切離する。sealing testを行い，リークがないこと，出血がないことを確認，胸腔ドレーンを挿入し閉胸する。

> **アドバイス：右上葉切除のコツ**
> ・視野は基本的に"見上げ"で。
> ・第3アームのfencingを防ぐために第3アームを可能な限り患者頭側にもっていく。
> ・把持力が弱いカディエール鉗子を用いる。
> ・微小血管が確認できる強拡大を用いて血管鞘に入る。ブラインド操作は避ける。

中葉切除

　中葉切除のポートプレイスメントは下葉と同様で第8または第9肋間に置くようにする。
　第3アームで中葉を患者前方腹側に牽引し，葉間肺動脈の剥離をするための視野を確保する(図12)。強拡大をもって肺動脈の血管鞘に入り，A4を処理し，その裏の気管支を剥離する。腹側の中下葉間を処理し，肺静脈を切離する。
　中葉切除で最も困難なのはA5の処理と上中葉間の処理である。"見上げ"の視野であり，中葉気管支があるためにこれらの処理が困難となる。従って中葉気管支をその背側に位置する肺動脈に留意しつつ剥離，そして切離すればこれらの操作は容易となる。気管支切離，A5切離，最後に葉間を切離する。

> **アドバイス：中葉切除のコツ**
> ・中葉気管支を肺動脈に留意しつつ剥離・切離する。

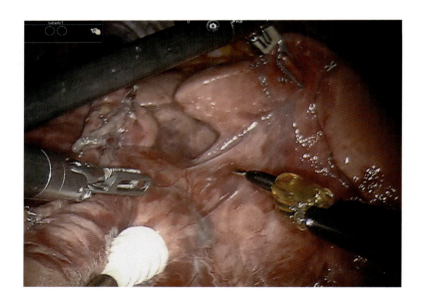

図12 中下葉間の剥離

右下葉切除

　下葉切除のポートプレイスメントは第9または第8肋間である。日本人は概して小柄の患者が多く，第9肋間では重要な腹側のサポートアームのためのポートを確保できないため，第8肋間で行うことが多い。

　第3アームで中葉を前方腹側に牽引し，葉間肺動脈を剥離するための視野を確保する。この際，肺動脈の血管鞘にエアレーションをもたせるために，中葉は術者からみて斜め右上に牽引する。時計でいえば1時30分の方向である。強拡大にして葉間肺動脈の上にあるリンパ節を剥離する（図13）。この際，リンパ節を剥離するとともに肺動脈の血管鞘に入るのが理想である（図14）。

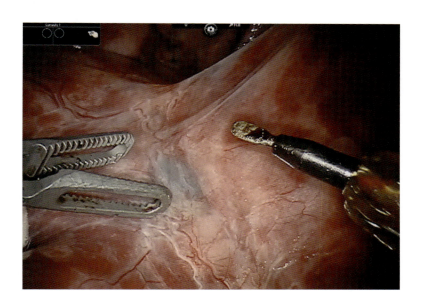

図13 葉間肺動脈の剥離

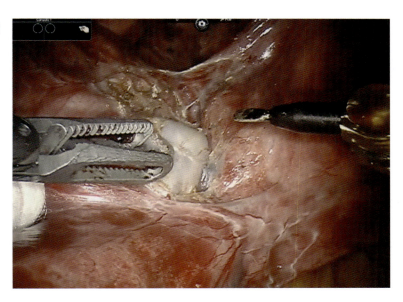

図14 中下葉間肺動脈の剥離と肺門リンパ節郭清

引き続き肺動脈の剥離と腹側の中下葉間を剥離する。11iリンパ節を肺からはずせば中葉肺静脈を確認できる(図15)。これを腹側に通して葉間を切離する。

切離後は下肺静脈と中葉静脈が露わとなるのが正しい切離線である(図16)。

本症例では中葉静脈は下肺静脈に入っている。このような症例でも誤って中葉静脈を切離しないように注意する。葉間切離後に肺静脈が露わとならない場合は，切離線が肺側に寄っていることを意味している。これは肺瘻につながるために避けたい手技である。

こうした正しい切離線を作成するためのコツは，肺門構造を明らかにするように剥離することである。そのために必要な手技の1つは肺門リンパ節郭清であり，リンパ節を破砕せずに剥離することが肝要である。摘除したリンパ節は愛護的に扱う(図17)。

次に行うのが肺動脈の剥離である。つまりは肺動脈の表層で血管鞘を剥離して，引き続き肺動脈のブラインドサイドを剥離する。この剥離が肺切除を成功裏に行えるかどうかの最も重要なポイントであるといえる。血管の裏を通すときにはカディエールやフェネストレイテッドなどの先端が鈍な鉗子を用いる。閉じたカディエールを血管のブラインドサイドに挿入し，スパチュラで血管鞘を落としていくのがわれわれの方法である(図18)。"見

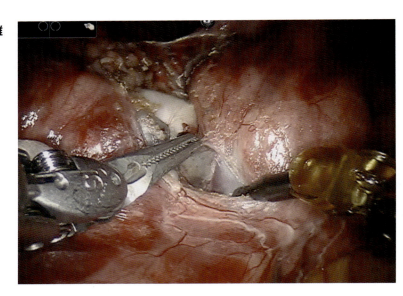

図15 11iリンパ節の剥離と中下葉間の切離

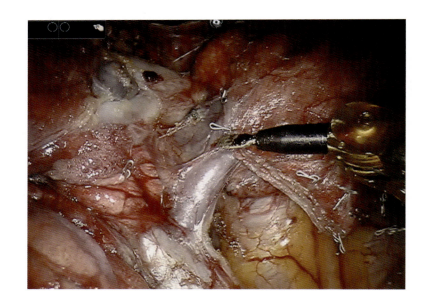

図16 中下葉間切離後の視野
肺静脈が露わとなるのが正しい切離線。

上げ"の視野ではこの方法が合っている。肺動脈頭側に位置する11sリンパ節を摘出して，肺動脈の剥離を終える（図19）。必要ならPenroseドレーンを挿入してステープラーの挿入を補助する（図20）。肺動脈を切離し，引き続き気管支を剥離する。後に下肺静脈を剥離してステープリングする（図21）。

最後に気管支を切離する（図22）。この際に中葉気管支を狭小化しないように留意する（図23）。

> **アドバイス：右下葉切除のコツ**
> ・中葉は術者からみて斜め右上（1時30分の方向）に牽引する。
> ・切離後は下肺静脈と中葉静脈が露わとなる。露わとならない場合は，切離線が肺側に寄っていることを意味する。
> ・カディエールを挿入し，スパチュラで血管鞘を落としていく。

図17 リンパ節は愛護的に扱う

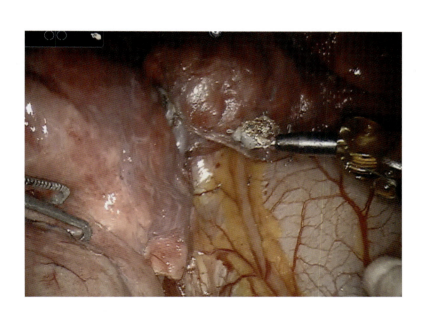

図18 肺動脈の裏面剥離
右下葉切除の最も重要な剥離場面である。われわれはカディエールを閉じた状態で肺動脈の裏面に挿入し，スパチュラで血管鞘を落としていく方法を好む。しかしこの方法は肺動脈表層での血管鞘の剥離が必須である。

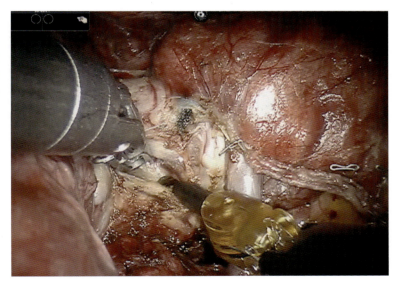

図19 肺動脈の剥離

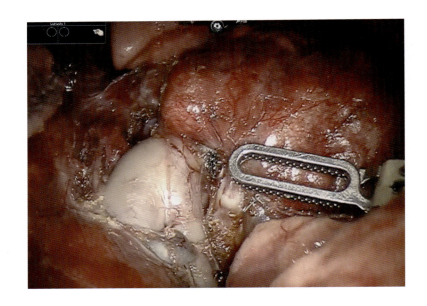

図20 肺動脈の裏側にフェネストレイテッド鉗子を通す

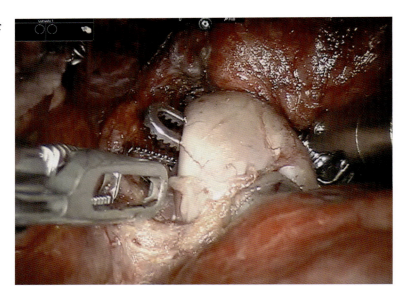

図21 下肺静脈を剥離・切離する
本症例では中肺静脈が下肺静脈に注いでいることに注意する。

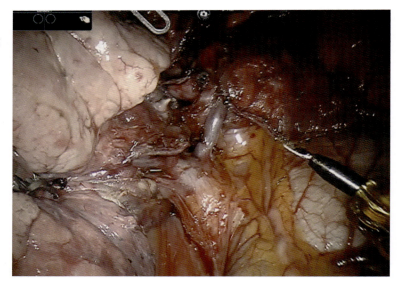

図22 気管支切離

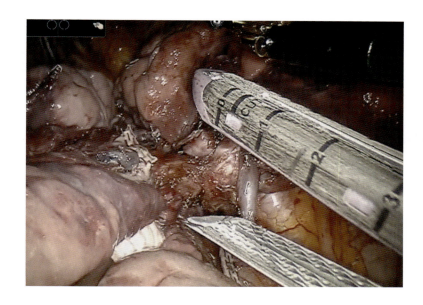

図23 気管支切離時の留意点
気管支の切離時に中葉支の狭小化がないように留意する。

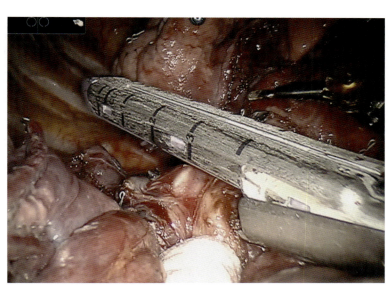

左上葉切除

　肺門から剝離をはじめるのが理想的である。そのためには第3アームで左上葉を患者前腹側に牽引する。そうすれば肺門肺動脈の剝離に伴い血管鞘に入りやすくなる（図24）。肺動脈の血管鞘に入ると血管の処理が容易となり，分葉不良の場合でも葉間を切離しやすくなる（図25）。肺門の肺動脈を切離する。左上葉切除の場合，A8と舌区枝の見きわめが重要なポイントの1つとなる（図26）。肺門リンパ節を剝離すると舌区枝とA8が明らかとなることが多い（図27）。肺動脈をステープラーで切離する際に必要ならばPenroseドレーンを用いて血管裏面に通し，下敷きにして通すとよい（図28，29）。

　ステープラーを用いるときの留意点は，挿入しているポートの近くに位置するロボットアームを決して動かさないことである。無頓着に動かすとロボットアームとステープラーが干渉し，血管裏に通したステープラーが思わぬ方向に牽引されて危険な場合がある。またステープラーを通した後は必ず挿入したブレード側の先端を確認することが肝要である（図30）。無用な組織を巻き込んでいないか，特に最近多用されるcurved tipは先端が鋭

▶ 動画1：左上葉切除

図24 左上葉切除における第3アームの役割

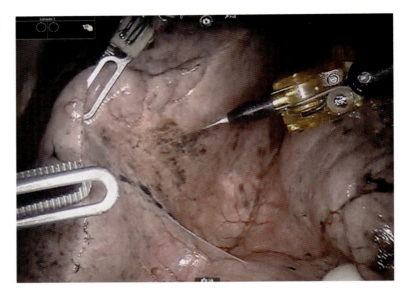

図25 肺門肺動脈の剝離

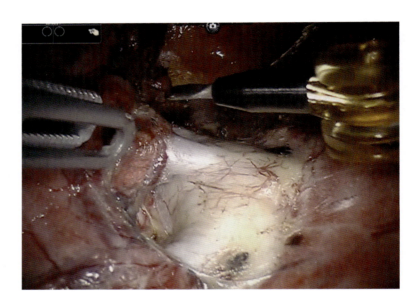

図26 肺門肺動脈の剝離
舌区枝とA8の見きわめが重要である。

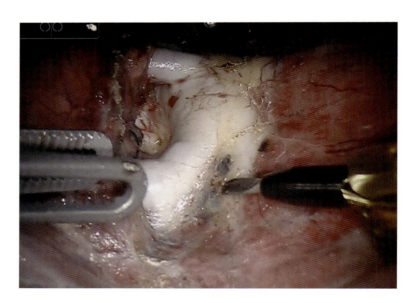

図27 肺門リンパ節を剥離

舌区枝とA8が明らかとなる。

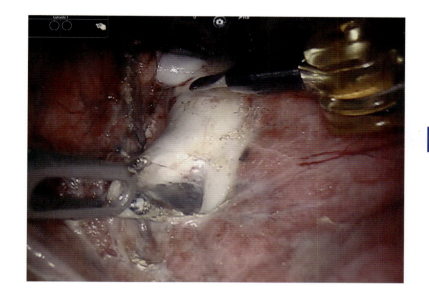

図28 肺動脈の切離

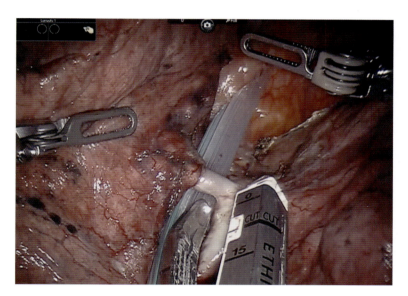

図29 肺動脈の剥離と切離

Penroseドレーンをうまく使う。

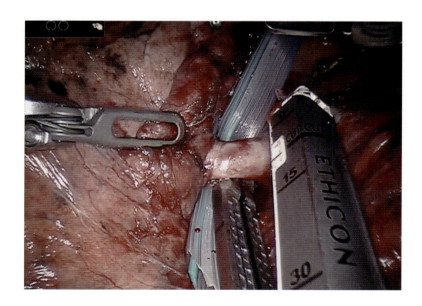

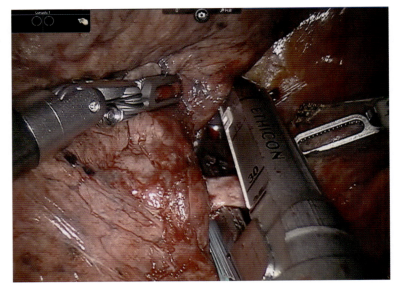

図30 肺動脈の切離時の確認事項
肺動脈の切離時にブラインドサイドにあるステープラーの先端を必ず確認する。

であり，大動脈などの組織に思わぬ損傷をきたす可能性がある。この点はきわめて留意が必要である。

　左上葉切除において，上下葉間の背側をステープラーで切離する際にもブラインドサイドに大動脈があるので，ステープラーの挿入には細心の注意が必要である。肺動脈の剥離にはやはり強拡大を多用する。これによってかなり精密な剥離が可能となる。細い肺動脈，肺静脈にはベッセルシーリングシステムの使用が有効である（図31，32）[5]。

　腹側の葉間を切離した後に肺静脈の尾側を剥離する。この際に第3アームで上葉を吊り上げるとよい視野ができる。上肺静脈と気管支の間を剥離するのは"見上げ"の視野では絶好の条件で剥離可能である（図33）。

　さらに気管支の頭側を剥離することで，気管支を先行処理することができる（図34）。気管支をencircleし，ステープラーで切離する（図35）。この操作によって，左上葉切除で最も困難とされる肺動脈第1枝の剥離および切離が容易となる。

　そもそも5種類の肺葉切除のうち，左上葉切除が最も困難な術式であると認識する呼吸器外科医が多いのはこの部分，すなわち肺動脈第1枝の処理が困難なためである。この部分を不用意に出血させると，中枢に血管鉗子を通す余裕がなく，しばしば重大な術中合併症に至る。

　かつてニューヨークの"Sloan-Kettering Cancer Center"の外科医であったRobert Ginsbergが「artery of sorrow」と言ったのはこの部分であった。

　ロボット手術では，先行切離された気管支断端を，第3アームで保持することで，腹側に上肺静脈，頭側に肺動脈をみることができる（図36）。

　この視野での十分な剥離がその後の「artery of sorrow」を含む肺動静脈の安全な切離につながることを認識することが肝要である。舌区動脈が縦隔起始型であってもまったく問題なく剥離可能となる。さらに上肺静脈腹側からの剥離を加えて同時に上縦隔リンパ節郭清を行う（図37，38）。上肺静脈を切離したら，最後に肺動脈第1枝を剥離して切離する。このときに第3アームで肺を肺動脈に緊張がかからないように吊り上げると良好な視野が得られる。この第3アームの吊り上げはロボットの場合，アームが固定されるので十分に緊張をとれば安全な手技となる。ロボットならではの視野といえる（図39）。

図31 ベッセルシーリングシステム
細い肺動脈にはベッセルシーリングシステムも有効である。

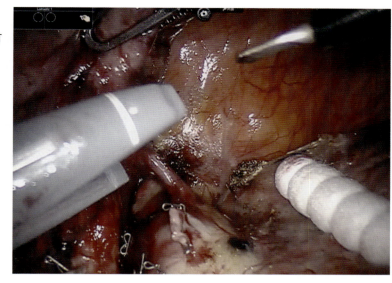

図32 細い肺動脈の切離

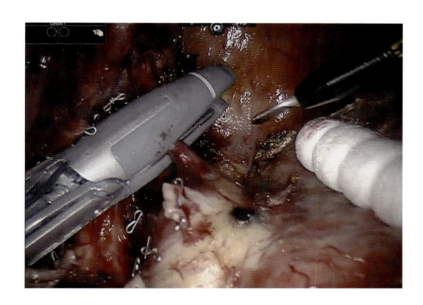

図33 上肺静脈の背側の剝離
すなわち気管支の前方スペースを作る。

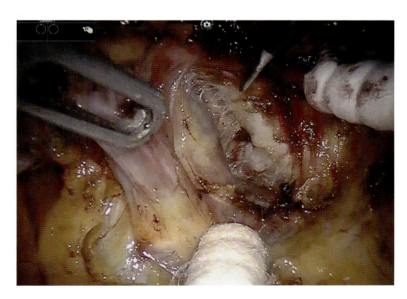

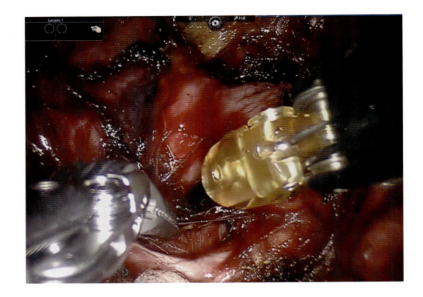

図34 気管支頭側の剥離

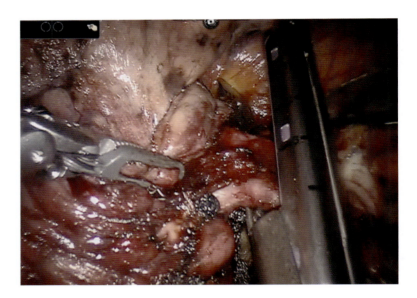

図35 気管支の切離

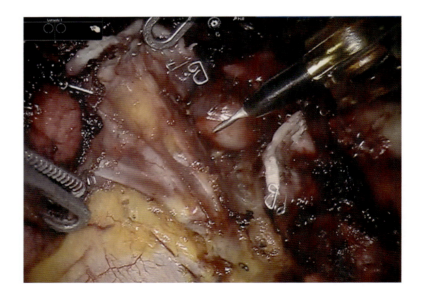

図36 気管支切離後の視野

図37 上肺静脈舌区枝腹側の剥離

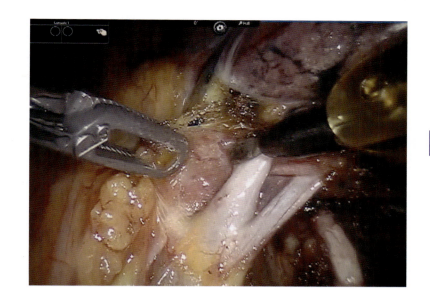

図38 上肺静脈上大区域枝の剥離
引き続き上縦隔リンパ節郭清につなげる。

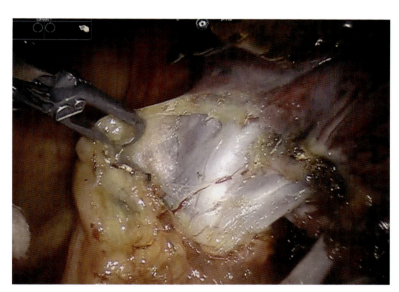

図39 肺動脈近位側の枝を剥離
この際には第3アームで緊張がかかりすぎないように肺を吊り上げる。

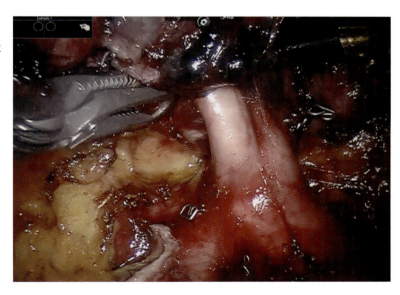

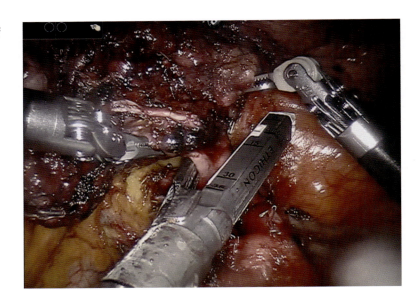

図40 肺動脈第1枝，いわゆる「artery of sorrow」の切離

　肺動脈の緊張をとった状況下に安全にステープリングして肺切除を終了する（図40）。

> **アドバイス：左上葉切除のコツ**
> ・肺門から剥離をはじめるのが理想。
> ・A8と舌区枝の見きわめが重要なポイントの1つ。
> ・ステープラーを用いるときはポートの近くに位置するロボットアームを決して動かさないことである。
> ・肺動脈の剥離には強拡大を多用する。
> ・重大な術中合併症を避けるためにも「artery of sorrow」を念頭に。
> ・第3アームでの吊り上げは十分に緊張をとれば安全な手技となり，ロボットならではの視野となる。

左下葉切除

　いうまでもなく癌は高齢者の病である。高齢者の多くは大なり小なり心拡大をきたしている。さらに肥満体型となれば右側臥位における左胸腔は極端に狭くなる。側臥位において肥満体型の場合，その高い腹圧が術中に筋弛緩の効いた横隔膜を頭側に押し上げる。心拡大と横隔膜の頭側移動により心臓は左胸腔に大きくせり出し，working spaceを奪う。右の手術と左の手術の決定的な違いといえよう。

　こうした状況下に陥ることの多い左下葉領域は，ロボット手術において最もチャレンジングな手術といえよう。術中に気胸を用いることで，この状況を打破することが可能である。気胸を効かせることで横隔膜を押し下げ，working spaceを得る。特に左下葉の切除において考慮すべき項目である。

　左上葉切除と同様に肺門部の剥離を行う。第3アームを有効に使うことはここでも大変重要である。肺動脈の処理が終われば肺門リンパ節郭清を行い，同時に気管支を剥離する。さらに肺靱帯を切離するとともに下縦隔リンパ節郭清を行い，肺静脈，および気管支を切離して肺切除を完了する。

左下葉切除においては特に大動脈の存在を意識することが重要である。特に先端の鋭な鉗子，ステープラー，つまりcurved tipなどを用いるのには最新の注意を要する。

> **アドバイス：左下葉切除のコツ**
> ・術中にほかの肺葉切除を用いる。
> ・特に大動脈の存在を意識する。

縦隔リンパ節郭清

肺癌治療における縦隔リンパ節郭清の意義は正確な病期診断ということにつきる。予後に関しては議論の多いところである。

ロボット支援下の呼吸器外科手術は肺切除よりも縦隔腫瘍に適しているとの見解もよく聞かれる。それだけに縦隔のリンパ節郭清はロボット支援によりその精度は格段に増す。

右の上縦隔リンパ節郭清にしても左にしても，迷走神経から分岐する反回神経の走行には相当な注意が必要であるが，ロボットではかなり明確に確認することができる。

右であれば2R領域は通常の手術であれば最も深い位置での操作となるために，手術手技がラフになりがちであるが，ロボットの場合はどこまで深く入ってもmotion ratioは1：3などにコントロールできる。この点は従来の胸腔鏡に比べて格段の進歩といえる。

下縦隔郭清に関しても同様で十分な郭清が可能である。下縦隔に関しては左の場合，大動脈に留意する必要がある。

▶ 動画2：右上縦隔郭清

おわりに

ロボット支援手術の特徴は強拡大に伴う局所解剖の詳細な認識にあるといってよい。ここまでに意識してこなかった解剖や視野が次々に分析され，明らかになろう。そうした知見の積み重ねが，より安全な手術になるための必須事項かと思われる。本稿で説明しきれなかった部分は動画で補っているので参照いただきたい。安全なロボット手術の普及に少しでも役に立てば幸甚に存ずる。

●文献

1) Darling GE, Allen MS, et al. Randomized trial of mediastinal lymph node sampling versus complete lymphadenectomy during pulmonary resection in the patient with N0 or N1(less than hilar)non-small cell carcinoma: results of the American College of Surgery Oncology Group Z0030 Trial. J Thorac Cardiovasc Surg 2011; 141: 662-70.
2) Ginsberg RJ, Rubinstein LV. Randomized trial of lobectomy versus limited resection for T1 N0 non-small cell lung cancer. Lung Cancer Study Group [see comments]. Ann Thorac Surg 1995; 60: 615-22; discussion 22-3.
3) Liang H, Liang W, et al. Robotic versus video-assisted lobectomy/segmentectomy for lung cancer: A meta-analysis. Ann Surg 2018; 268: 254-9.
4) Toosi K, Velez-Cubian FO, et al. Upstaging and survival after robotic-assisted thoracoscopic lobectomy for non-small cell lung cancer. Surgery 2016; 160: 1211-8.
5) Okada M, Miyata Y, et al. Prospective feasibility study of sealing pulmonary vessels with energy in lung surgery. J Thorac Cardiovasc Surg 2019; 157: 388-95.

IV ロボット支援手術手技

肺癌に対する区域切除術
Robot-assisted segmentectomy for lung cancer

宮田義浩, 岡田守人

手術の概要

　肺癌に対する区域切除は, 肺野末梢小型肺癌や悪性度の低い肺癌に対して, 肺葉切除に代わる標準術式となりうる。しかし, その区域切除は肺葉切除に比べて解剖学的に複雑であり, より高い手術解剖理解, 精密な手術操作が要求される。ロボット支援手術では三次元拡大視や精緻な鉗子の動きにより, 胸腔鏡下手術(video-assisted thoracic surgery；VATS)では困難とされる複雑な手術手技も可能となるが, 解剖学的区域切除における複雑な区域間解剖を解き明かすために, このロボット支援手術はきわめて有用である。本稿では, ロボット支援肺区域切除の実際について詳述する。

肺癌に対する区域切除の適応

　最近の高分解能HRCTの進歩により小型肺癌, また従来の肺癌に比較して悪性度の低いタイプ, すなわちすりガラス影(gound-glass opacity；GGO)を含む肺癌が多く発見されるようになり, 標準術式である肺葉切除からの切除範囲縮小の必要性が増している。

　1995年にLung Cancer Study Groupにより臨床病期I期肺癌に対する肺葉切除と縮小手術のランダム化試験結果が報告され, 縮小手術の適応はいったん否定された[1]。しかし実施された80年代の画像精度や縮小手術群の部分切除症例の割合の多さ, 統計的な結果解釈, 途中での試験中止など多くの因子より, 当時からその結果は疑問視されている。

　近年, 画像診断技術による適切な対象症例選択や手術手技の発達により, 縮小手術の適応症例が明らかに増えている。特に解剖学的区域切除は肺門から末梢に向けて肺動静脈, 気管支を区域分枝レベルまで十分に剥離するため, 肺門から区域レベルまでのリンパ節の摘出・評価が可能で, 血流や含気の面からも生理学的な機能温存が期待され, 非解剖的な楔状(部分)切除とは癌に対する術式としてはまったく異なる。さらに区域切除では, 胸膜表面からある程度離れた腫瘍に対しても, 十分な切除マージンを確保できることから, 楔状切除に比較してより根治性の高い術式といえる[2〜7]。

　JCOG(Japan Clinical Oncology Group)では, 癌の局所浸潤性をHRCT上の充実濃度(consolidation)と腫瘍最大径(tumor)の比(C/T比)で層別化し, 縮小手術の是非を問う複数試験を計画してきた(図1)[8]。

①JCOG0804：C/T比が0.25以下で全体腫瘍径が2cm以下の肺癌に対して, リンパ節郭清を伴わない楔状部分切除(マージン確保のための区域切除も許容)の妥当性を検証する。

②JCOG0802：全体腫瘍径2 cm以下で充実成分主体(C/T比が0.5を超える)肺癌について, 肺葉切除と区域切除を第3相試験でランダム化比較する。

③JCOG1211：全体腫瘍径3 cm以下でC/T比0.5以下の肺癌に対する区域切除の有用性を検証する。

　区域切除の標準術式化については, 最終結果が得られていないものの, 上記JCOG試験を原則に区域切除を考慮すべきであろう。われわれはさらに術前PET/CT所見を加えるこ

図1 JCOGにおける縮小手術試験の術式マップ

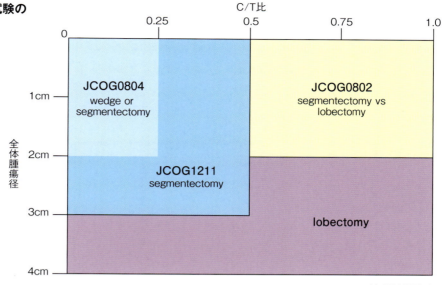

（文献9より引用）

とにより，より正確に肺腺癌の悪性度，画像的非浸潤癌（リンパ節転移なし）を術前評価できることを報告してきた[9〜11]。

C/T比が低く，SUVmaxも低い症例では，リンパ節転移の頻度はゼロに近いため，全体腫瘍径2 cm以下であれば楔状切除も許容され，2 cmを超えても切除断端さえ確保できれば区域切除が適応可能である。

一方，C/T比，SUVmaxが比較的高い症例は，リンパ節転移の可能性があるため，2 cm以下であれば区域切除を試み，術中にリンパ節転移陽性であれば肺葉切除に移行，2 cmを超えれば原則的に肺葉切除を選択すべきである[12〜15]。

以上が，当科では現時点での肺癌に対する肺区域切除の適応と考えている。ロボット支援手術においてもこの適応の原則は変わらないが，術中は触覚のない手術であることから，術前画像による腫瘍と切除区域の空間的理解はより厳密に検討されておくべきである。

ロボット支援肺区域切除

ロボットを用いた肺癌手術のメリットは以下のとおりと考えられる。
①三次元ハイビジョン画像により鮮明で空間認識能に優れている。
②可動範囲が広い多関節鉗子により，通常の胸腔鏡鉗子に比較して幅広い角度で対象にアプローチできる。
③機械により操作鉗子やカメラの手振れが制御されるため微細な操作が可能である。

解剖学的区域切除では，肺葉切除では不要な肺実質に切り込んでの区域間肺静脈，肺動脈，区域気管支の剝離同定が不可欠である。ロボットでは三次元拡大視により直視やVATSでは認識困難な微細な構造物が確認でき，精緻な剝離操作が可能と考えられるため，区域間の動静脈剝離，より末梢の区域レベルでの肺門リンパ節郭清にも適している。さらに区域間面の立体的把握が不可欠である解剖学的区域切除においては，ロボットの三次元視野はVATSでの二次元視野に比較して大きな威力を発揮する。

広島大学では2011年9月より臨床上リンパ節転移のないⅠ期原発性肺癌に対する肺葉切除に対して，ロボット支援手術をda Vinci Sシステムで導入し，2012年7月より胸腺疾患

に対し，そして2013年6月よりは区域切除にその適応を拡大している．2017年よりはda Vinci Si, Xiシステムも導入している．

2018年12月までに当科で行ったロボット区域切除手術は26例である．術式は右S3区域1，右S6区域5，左S1-3区域8，左S1-2区域1，左S3区域1，左S6区域1，左S8区域1，左S8-9区域1例で，全例で開胸コンバージョンなく，平均コンソール時間は113分で安全かつ順調に実施可能であった．

ロボット支援下区域切除手術の実際

体位とドッキング

体位は側臥位で行い，手術台を屈曲することにより肋間を広げ，また骨盤によるda Vinciアーム可動障害を防ぐ．特に小柄な女性の場合は留意する．ペイシェントカートのドッキングは，da Vinci S, Siシステムの場合は患者頭側，若干斜め背側からロールインし，カメラと肺門前方の軸を合わせることがアーム同士の干渉を回避し，操作を容易にするために肝要である．

一方，da Vinci Xiシステムのロールインに関しては，患者の真上に配置されたアームがブームローテーション機能により回転（約340°強稼動可能）することで，どの角度で入っても患者のポート配置に合わせることができる．

実際には患者頭側よりロールインはするものの，助手の邪魔にならず患者の体に接触しないことにだけ留意し，ロールイン角度については細かくこだわらない．

ポート位置（図2）

肺癌手術の場合，CO_2送気による気胸は当科では使用していない．また術野展開の容易さの観点から原則3アームで行っている．

> Ⓒ：第8肋間中腋窩線，da Vinci S, Siではカメラ用ポート12 mm（Excel, Ethicon），Xiではda Vinciポート（原則30°下向き斜視を用いる），①：第4-5肋間前腋窩線30 mmでda Vinciポート兼助手操作，②：第8肋間後腋窩線da Vinciポート，Ⓐ：第10肋間後腋窩線助手用ポート10 mm．

図2 ポート位置
ⓐ：右側手術，ⓑ：左側手術
Ⓒ：第8肋間中腋窩線da Vinciカメラ用ポート8 mm
①：第6肋間前腋窩線30 mmでda Vinciポート兼助手操作
②：第8肋間後腋窩線da Vinciポート8 mm
Ⓐ：第10肋間後腋窩線助手用ポート10 mm

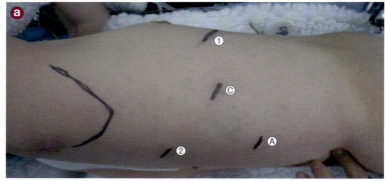
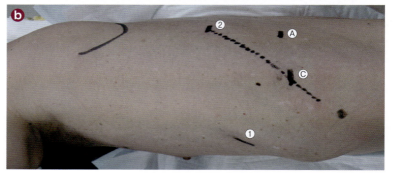

上葉症例は各1肋間上げてアプローチする。原則8 cm以上各ポートを離す。すべてのポート孔にウーンドリトラクターSあるいはXSを装着しda Vinciポートによる胸壁損傷を予防し，またポートの着脱（ポートを抜去し自動縫合器を挿入する場合など）を容易にする。Xiシステムの場合は一直線上にポートを配置することを推奨されているが，当科ではda Vinci Si，Xi両システムを用いるため，da Vinci Xiでカメラポートをda Vinciポートで使用する以外，ポート位置の大きな変更は行っていない。

助手はコットンを用いた視野展開や，自動縫合器の操作を①もしくはⒶより行う。特にロボット肺区域切除に関しては，電気メスによる区域間面の肺実質切離の際には細かく肺実質の牽引角度を変化させ，さらに適当な張力を確保することが重要である。

> **アドバイス：自動縫合器使用時の注意点**
> 自動縫合器使用の際に，①もしくはⒶからでは血管や気管支に対する挿入角度が難しい場合や，da Vinci鉗子との接触で困難な場合には，躊躇せず①もしくは②をda Vinciポートごと一時的に抜去して，その孔より自動縫合器を挿入する。

鉗子の選択（図3）

左手にマイクロバイポーラを用いて多くの剥離操作を行う。特に肺血管鞘の適切な膜を把持して，層を意識した十分な剥離を行う点で適している。

右手にはモノポーラカーブドシザーズを用い，剥離，焼灼，切離をVATSでの場合と同様に鋭的剥離操作を行う。リンパ節郭清，血管や気管支を回る，肺実質を把持する，さらに縫合結紮の際には，適宜フェネストレイテッドバイポーラに持ち替える。

原則的に，この3本以外は用いない。da Vinci Xiシステムでは自動縫合器，エネルギーデバイスもロボット操作で使用可能であるが，今後導入を考えている。

図3　使用する鉗子

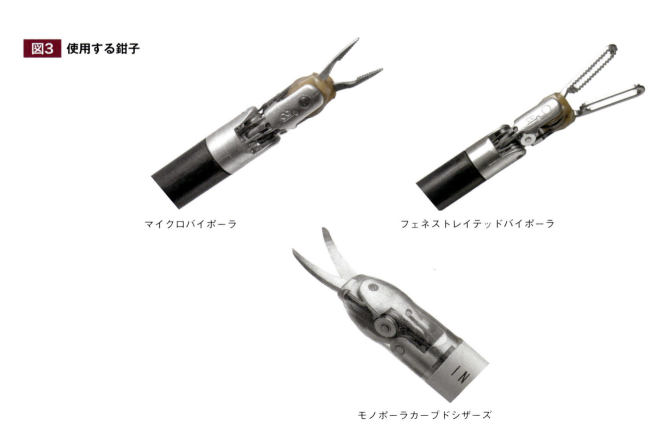

マイクロバイポーラ　　　　フェネストレイテッドバイポーラ

モノポーラカーブドシザーズ

手術症例

【症例1】左S6区域切除，da Vinci Xiシステム使用（図4）

動画3：左S6区域切除

ポート位置：ⓒ：第8肋間中腋窩線8 mm，da Vinciポート（30°下向き斜視），①：第5肋間前腋窩線30 mm，da Vinciポート（左手：マイクロバイポーラ，フェネストレイテッドバイポーラ），兼助手操作，②：第9肋間後腋窩線8 mm，da Vinciポート（右手：モノポーラカーブドシザーズ），Ⓐ：第10肋間後腋窩線助手用ポート10 mm
手術時間：133分
コンソール時間：75分
出血量：13 mL

1）区域間静脈の剥離，肺門での区域間の同定

助手により肺を腹側に展開させ，下肺靱帯を切離。#9を郭清。肺門後方より縦隔胸膜を切離し，肺静脈を露出，#8を郭清。V6を確認し剥離露出後テーピングする。V6bcに沿って肺実質をモノポーラカーブドシザーズで末梢に向かって十分に切離しておく（図4a）。図の白点線…▶が区域間の方向である。

アドバイス：解剖学的区域切除での必須事項

解剖学的区域切除では区域間静脈の肺門での剥離，およびこの静脈に沿った肺実質の十分な切離が必須である。この操作により区域面の切離方向が決定する。後述するB6切除断端背側の肺門からの処理とともに，解剖学的な区域切除ではこの肺門での区域間の処理が必須である。この操作により肺門から切除区域が浮き上がり，区域面の方向が決定する。細かい層が拡大視できるロボット操作の利点を最も享受できる部分である。

2）肺動脈分枝の剥離，切離

次いで肺動脈を露出しA6を確認し（図4b），肺門リンパ節とともに#7も郭清しておく（図4c）。A6をステープルで，場合によってはA6a，とA6bcに分けてⒶからエネルギーデバイスで切離する[16]。次いでV6を根部で①より同様に切離し，その裏のB6を確認する（図4d）。

アドバイス：肺癌の場合の切除マージン

区域間を走行するV6bcに沿って十分肺実質に切り込んだ後，症例によってV6aのみ切離し，V6bcを残存肺に残す場合と，V6根部で切離しV6bcをS6切除側につける場合がある。本症例では後者を選択した。

肺癌の場合は切除マージンが重要で，区域間静脈に腫瘍が近ければ，その静脈は根部で切除するが，そうでなければ機能面から区域間静脈は温存する。

3）区域気管支の剥離，切除区域への送気

B6周囲を剥離し#13，#12Lを郭清した後，B6背側を剥離し糸を回して確保する。この時点でB6の裏に葉間肺動脈がしっかり確認できる。麻酔科医により細径気管支鏡をB6に挿入し，ジェット換気で切除S6のみを含気してもらう（図4e）。

図4 【症例1】左S6区域切除

ⓐ：肺門での区域間の同定，区域間静脈（V6）の露出と末梢への剥離。
ⓑ：肺動脈（A6）の剥離。
ⓒ：肺門でのリンパ節郭清。
ⓓ：肺静脈（V6）の切離，気管支（B6）の末梢への剥離，葉間肺動脈の確認。
（次頁につづく）

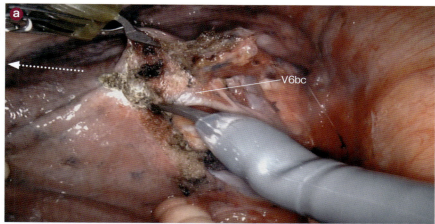
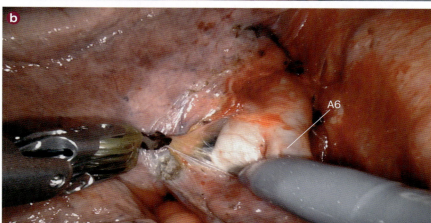
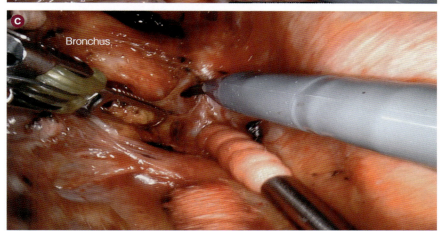
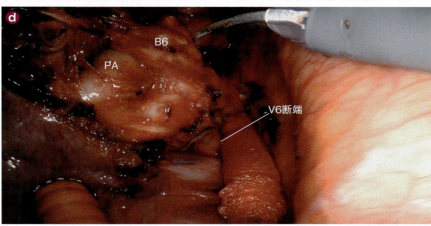

図4【症例1】左S6区域切除（つづき）

e：気管支ファイバーによる切除区域への選択的な送気（光はファイバー先端でB6入口部にある），気管支（B6）の切離。
f：切離したB6を牽引して，肺門での区域間面の作成，白点線┄▶：含気虚脱ラインへの連続。
g：含気虚脱ラインに沿った肺実質切離。
h：区域切除後の残存区域の再膨張。

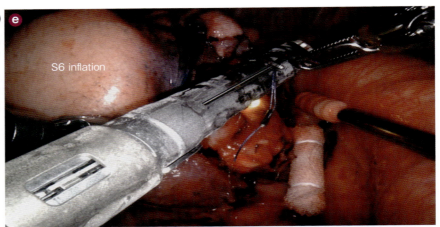

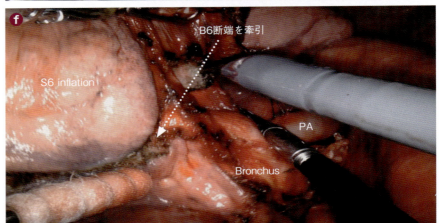

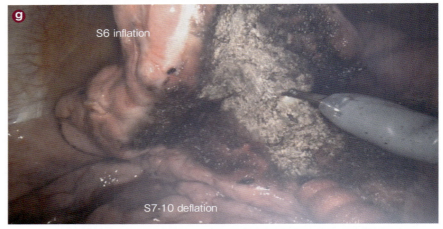

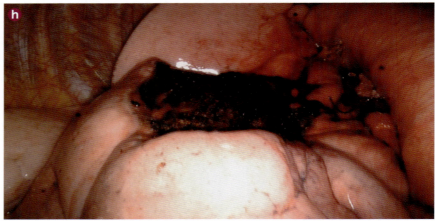

> **アドバイス：区域間の同定方法**
>
> 　区域間の同定方法にはわれわれが用いている切除側含気法のほかに，インドシアニングリーン(ICG)を肺動脈や末梢静脈から注入し，蛍光内視鏡で確認する方法，気管支よりICGを注入する方法，3D-CTなどを用いた術中ナビゲーションなどさまざまな方法がある。本症例のS6切除のような区域間面が1面の場合は，肺門から区域間静脈に沿って区域間面をイメージして切離可能で，必ずしも上記のような同定法は必須ではない。
> 　しかし，右上葉や底区の区域切除のように区域間面が2面あるような複雑区域切除は，肺末梢の区域間メルクマールとして有用な場合が考えられる。
> 　da Vinci手術では特殊機能として「Firefly」というICGを利用した蛍光造影カメラが標準装備されており，区域切除では有用である。

4）区域気管支の切離，区域間面の切離

　自動縫合器を①より挿入しB6を切離。B6の切除側断端を左手フェネストレイテッドバイポーラで牽引し，B6断端背側のひさしの部分を，下葉肺動脈本幹の走行を確認しながら中枢から末梢に向かってモノポーラカーブドシザーズで解剖学的区域間の肺実質を切離する（図4f）。このラインは末梢より作成された含気虚脱ラインに向かい連続させる（図4fの白点線…▶）。末梢からは含気虚脱ラインに沿って肺実質をモノポーラカーブドシザーズで焼灼切離していく（図4g）。

　左手のフェネストレイテッドバイポーラ，助手による適度な牽引によりリズミカルに切離し，適宜把持する方向，角度を変えながら，区域間静脈の走行に沿って肺門から末梢へ作成した区域面にまっすぐ向かうように意識する。

　ロボットの三次元イメージを駆使して立体的にラインを想定することが重要である。区域間肺静脈に沿って実質を切離作成した肺門からの区域間面（約2/3のイメージ）と，含気虚脱ラインを利用した末梢からの区域間面（約1/3のイメージ）を連続させることで，区域切除が完了する。

5）切除肺の摘出，残存区域の再膨張確認，肺瘻の閉鎖，補強

　切除肺は回収バッグに入れて①より回収する。残存区域に送気してもらい再膨張を確認，気漏が多い場合は適宜縫合閉鎖する（図4h）。

　気漏がまったくない場合も少なくない。いかに解剖学的区域間で肺実質切離できるか否かが切離後の出血や気漏を決める。

　本症例は気漏がわずかにあったため，ネオベール＋フィブリン糊で被覆し補強した。ブレークドレーン19Frを挿入し，ロールアウト後，閉創する。

【症例2】右S8区域切除，da Vinci Xiシステム使用（図5）

> ポート位置：ⓒ：第8肋間中腋窩線8 mm，da Vinciポート（30°下向き斜視），①：第5肋間前腋窩線30 mm，da Vinciポート（右手：モノポーラカーブドシザーズ），兼助手操作，②：第9肋間後腋窩線8 mm，da Vinciポート，Ⓐ第10肋間後腋窩線助手用ポート10 mm
> 手術時間：133分
> コンソール時間：67分
> 出血量：10 mL

1）下肺静脈の剥離，肺門での区域間の同定

助手により肺を腹側に展開させ，下肺靱帯を切離。#9を郭清。肺門後方より縦隔胸膜を切離し，下肺静脈を露出，#8を郭清。V6，底区肺静脈の分枝を可及的に追跡しておく。この時点で肺門リンパ節，#7も郭清しておく。

> **アドバイス：底区の解剖学的区域切除での注意点**
>
> 底区の解剖学的区域切除では区域間静脈のバリエーションが大きいため，肺静脈分枝の正確な同定は困難である。
> 決して，この時点で決めつけないことが肝要である。
> 肺動脈，気管支を剥離露出し切離した後，区域間面の実質切離の間に区域間静脈を同定した後に切除区域に向かって立ち上がる静脈分枝を同定し，切離するほうが間違いは少ない。

2）肺動脈分枝の切離，区域気管支の剥離，切除区域への送気，切離

葉間より肺動脈を露出しA7，A8，A9を確認し，A7とA9に沿って末梢へ剥離していき，Ⓐからの助手による自動縫合器でA8切離する。次いでその裏に存在するB8の周囲を剥離し#13，#12Lを郭清，背側を剥離し糸を回して確保する。

これまでの操作は左手にはマイクロバイポーラ，右手にはモノポーラカーブドシザーズで行う。

麻酔科医により細径気管支鏡をB8に挿入し，ジェット換気で切除S8のみを含気してもらう。その後自動縫合器をⒶより挿入しB8を切離する。

3）区域気管支の切離，区域間面の切離

B8の切除側断端を左手フェネストレイテッドバイポーラで牽引し，B8断端裏側のひさしの部分を中枢から末梢に向かってモノポーラカーブドシザーズで肺実質切離をしていくと，区域間を走るV8とV7が確認でき，それぞれを末梢へ露出する（図5a，b）。この際に区域間を走行する静脈が確認できれば，区域間切離が楽になる。

次いでS8を頭側に牽引し，S7との間の末梢から含気虚脱ラインを確認する。図5cの白点線┈▶に示すごとく，肺門でV8に沿って作成した区域間面に一致することがわかる。この含気虚脱ラインに沿って肺実質をモノポーラカーブドシザーズで焼灼切離していく（図5d）。

適宜角度を変えながら，S9との間も含気虚脱ラインに沿って切離していき，肺門から作成したV8に沿った区域面に連続させる（図5e）。

最後にV8aを切離し，区域切除を完了した（図5f）。図5gはS8切除後の区域間面だが，温存されたV8b，V7bが確認できる。

図5 【症例2】右S8区域切除

ⓐ：肺門での区域間の同定，A8とB8を切断後の区域間静脈（V8）の確認。
ⓑ：B8を牽引しひさし部分を末梢へ肺実質切離。
ⓒ：肺門のから末梢への区域間面の作成。白点線…▶：含気虚脱ラインへの連続。
ⓓ：末梢からの含気虚脱ラインの切離。
（次頁につづく）

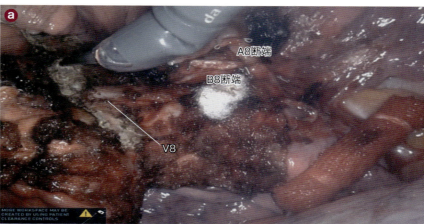
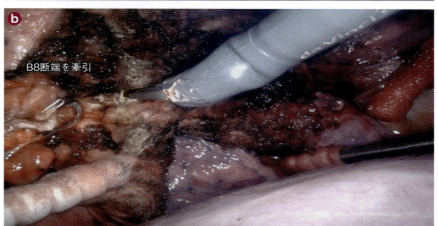
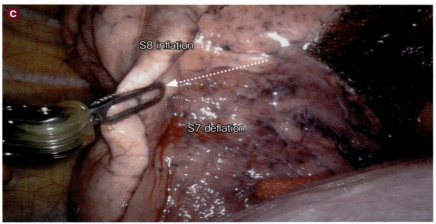
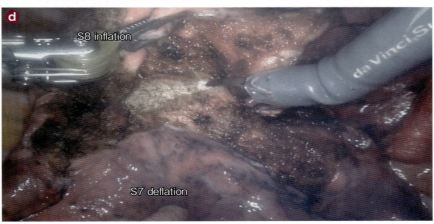

図5 【症例2】右S8区域切除（つづき）
- ⓔ：V8に沿った肺実質の切離。
- ⓕ：V8aの確認，切離。
- ⓖ：S8切除後の肺門部。
- ⓗ：区域切除後の残存区域の再膨張。

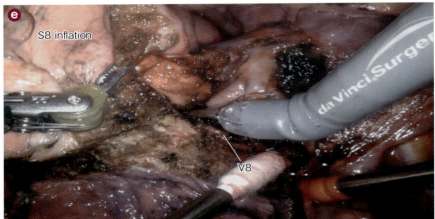
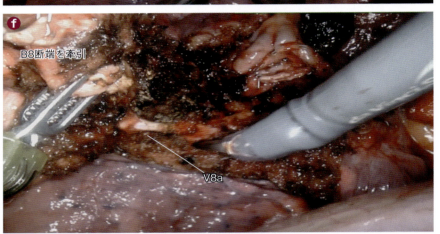
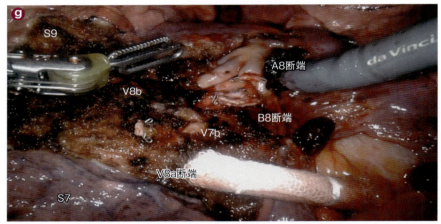
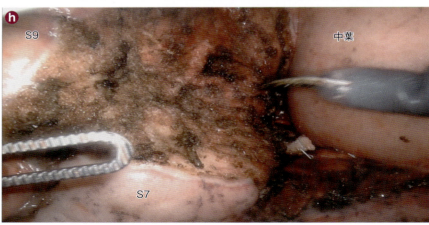

> **アドバイス：最大の質的・量的な機能温存を図るために**
>
> 当科では，解剖学的区域間は原則シザーズによるモノポーラで焼灼切離する。残存区域の変形を最小限に留め最大の質的・量的な機能温存を図ることが大きな目的である。加えて本症例のように区域間面が複数あるような区域切除では，自動縫合器のみによる切離では区域間解剖の理解は不確かで，区域間静脈の同定とその温存は困難である。
>
> ロボット肺区域切除の導入に際しては，まず【症例1】のような単純区域切除を選択し，徐々に複雑な区域切除に適応を広げていくのがよいであろう。

4）切除肺の摘出，残存区域の再膨張確認，肺瘻の閉鎖，補強

切除肺は回収バッグに入れて①より回収する。残存区域に送気してもらい再膨張を確認，リークはほとんどなく，ネオベールシート＋フィブリン糊などで被覆した。ブレークドレーン19Frを挿入し，ロールアウト後，閉創する。

ロボット支援手術の細緻なデバイス操作と三次元の拡大視野は，複雑な区域切除のような難度の高い手技も可能とする。ロボットによる肺区域切除は2018年4月時点で保険収載をはずれているため，そのルーチンな実施は困難であるが，肺葉切除に比してロボット支援手術の恩恵を享受できる可能性があるため，今後の保険収載が望まれる。

●文献

1) Ginsberg RJ, Rubinstein LV. Randomized trial of lobectomy versus limited resection for T1 N0 non-small cell lung cancer. Lung Cancer Study Group. An Thorac Surg 1995；60：615-22.
2) Okada M, Nishio W, et al. Sleeve segmentectomy for non-small cell lung carcinoma. J Thorac Cardiovasc Surg 2004；128：420-4.
3) Okada M, Tsubota N, et al. Extended sleeve lobectomy for lung cancer：the avoidance of pneumonectomy. J Thorac Cardiovasc Surg 1999；118：710-3.
4) Okada M, Koike T, et al. Radical sublobar resection for small-sized non-small cell lung cancer. J Thorac Cardiovasc Surg 2006；132：769-75.
5) Okada M, Mimura T, et al. A novel video-assisted anatomical segmentectomy technique-selective segmental inflation via bronchofiberoptic jet followed by cautery cutting-. J Thorac Cardiovasc Surg 2007；133：753-8.
6) Tsutani Y, Miyata Y, et al. Oncologic outcomes of segmentectomy compared with lobectomy for clinical stage IA lung adenocarcinoma：Propensity score-matched analysis in a multicenter study. J Thorac Cardiovasc Surg 2013；146：358-64.
7) Tsutani Y, Mimura T, et al. Outcomes after lobar versus sublobar resection for clinical stage I non-small cell lung cancer in patients with interstitial lung disease. J Thorac Cardiovasc Surg 2017；154：1089-96.
8) Aokage K, Saji H, et al, Lung Cancer Surgical Study Group of the Japan Clinical Oncology Group. A non-randomized confirmatory trial of segmentectomy for clinical T1N0 lung cancer with dominant ground glass opacity based on thin-section computed tomography (JCOG1211). Gen Thorac Cardiovasc Surg 2017；65：267-72.
9) Miyata Y, Tsutani Y, et al. Use of high-resolution computed tomography and positron emission tomography/computed tomography in the management of stage IA adenocarcinoma. Semin Thorac Cardiovasc Surg 2012；24：267-74.
10) Okada M, Nakayama H, et al. Multicenter analysis of high-resolution computed tomography and positron emission tomography/computed tomography findings to choose therapeutic strategies for clinical stage IA lung adenocarcinoma. J Thorac Cardiovasc Surg 2011；141：1384-91.
11) Tsutani Y, Miyata Y, et al. Prediction of pathologic node-negative clinical stage IA lung adenocarcinoma for optimal candidates undergoing sublobar resection. J Thorac Cardiovasc Surg 2012；144：1365-71.
12) Tsutani Y, Miyata Y, et al. Segmentectomy for clinical stage IA lung adenocarcinoma showing solid dominance on radiology. Eur J Cardiothorac Surg 2014；46：637-42.
13) Okada M, Mimae T, et al. Segmentectomy versus lobectomy for clinical stage IA lung adenocarcinoma. Ann Cardiothorac Surg 2014；3：153-9.
14) Tsutani Y, Miyata Y, et al. Appropriate sublobar resection choice for ground glass opacity-dominant clinical stage IA lung adenocarcinoma：wedge resection or segmentectomy. Chest 2014；145：66-71.
15) Okada M, Tsutani Y, et al. Radical hybrid video-assisted thoracic segmentectomy：long-term results of minimally invasive anatomical sublobar resection for treating lung cancer. Interact Cardiovasc Thorac Surg 2012；14：5-11.
16) Okada M, Miyata Y, et al. Prospective feasibility study of sealing pulmonary vessels with energy in lung surgery. J Thorac Cardiovasc Surg. 2019；157：388-95.

Ⅳ ロボット支援手術手技

胸腺摘出術：側胸アプローチ
Robot-assisted thymectomy : Lateral chest approach

中村廣繁，春木朋広，三和　健，谷口雄司

手術の概要

手術支援ロボットによる精緻操作は，胸腺手術に有用とされ，特に5 cmを超えるような大きな腫瘍や浸潤型腫瘍などの高難度腫瘍，重症筋無力症などの自己免疫疾患を合併した胸腺腫に対してもよい適応である。腫瘍存在側からの側胸アプローチは汎用され，通常は片側からCO_2送気による気胸を作成して，良好な視野下で手術操作を行う。ポイントは腫瘍に対してノータッチの操作により，十分な切除マージンを確保することと，浸潤部位は躊躇なく合併切除を行うことである。現時点では大血管（左右腕頭静脈，上大静脈，大動脈など）への浸潤例は安全な切除マージンを確保する観点から難しく，適応は慎重にするべきである。

胸腺に対するロボット支援手術は有効性を示す報告が多数ある[1]。特に欧米では普及が進み，三次元視野下に関節を有する自由度の高い鉗子を用いて，精緻な手術操作を可能とする手術支援ロボット（da Vinci Surgical System；DVSS）は縦隔腫瘍の手術にも有用性が高い[2〜6]。わが国では保険適用とコストの問題から普及が遅れたが，2018年4月から縦隔腫瘍に対するロボット支援手術が保険適用となった。今後の本格的な縦隔腫瘍に対するロボット支援手術の普及に期待がかかる。

手術適応

前縦隔腫瘍としては，胸腺関連腫瘍（胸腺腫，胸腺カルチノイド，奇形腫など）や，囊胞性腫瘍（胸腺囊腫，心膜囊腫，リンパ管囊腫，気管支囊腫など）がよい適応である。特に5cmを超えるような大きな腫瘍や浸潤型腫瘍など，いわゆる高難度症例に対しても適応であり，操作性が良好であるロボット支援手術のメリットが生かされる[3]。しかしながら，大血管（左右腕頭静脈，上大静脈，大動脈など）への浸潤や胸腺癌に対しては慎重にすべきである[7]。重症筋無力症などの自己免疫疾患を合併した胸腺腫で拡大胸腺摘出術を必要とする症例はよい適応となる[3,4]。

> **アドバイス：初期導入例としてふさわしい症例**
> ●胸腺腫
> ・BMI：25以下　　　・腫瘍の存在部位：左腕頭静脈より下方
> ・非浸潤型　　　　　・腫瘍径：5 cm以下

手術方法

前縦隔は狭い術野となるため，CO_2の送気を行いながら気胸を作成して，ワーキングスペースを拡張したうえで，自由度の高いロボット鉗子の操作を行う。本稿では側胸アプローチについて，手術手技のコツを紹介する。

セットアップ

アプローチ側は，腫瘍の局在により決める。右側アプローチは右横隔神経と両側の腕頭静脈の確認がしやすく，その周囲の胸腺脂肪の切除が容易である。左側アプローチは左横隔神経の確認がしやすく大動脈・肺動脈間溝の胸腺脂肪の切除が容易となる。腫瘍が大きいときや重症筋無力症の合併例には両側アプローチも行われる。

1) 側胸アプローチによる体位とポート位置

体位は仰臥位とし，患側の肩甲骨下に枕を入れ，両上肢は閉鎖し，患側上肢を下降させて，側胸壁を大きく展開する。顔は対側に向ける。離被架はロボットアームから顔を保護するように対側から設置する（図1）。通常ロボットアームは3本使用する。

第5肋間前腋窩線上にまずカメラポートを置き，通常の30°斜視の胸腔鏡もしくはロボット手術用スコープで胸腔内を観察する。CO_2送気を流量5～10 L/minで開始して，胸腔内圧を5～10（通常8）mmHg圧に維持する。第3肋間前腋窩線と第6肋間鎖骨中線外側にロボット手術用ポートを置く。第7肋間中腋窩線内側にアシストポートを置き，合計4ポートとする。ポート位置の設定は術前に3D-CTで確認しておくとイメージがつかめる（図2）。CO_2送気をアシストポートから行うように変更する。アシストポートにエアシール・アクセスポート（AIRSEAL®）を用いると胸腔内圧は安定する（図3）。

図4に手術室のレイアウトを示す。ペイシェントカートは対側の肩口からロールインする。真横よりもやや頭側からロールインすることで，胸腺上極の操作性が良好となる。しかし，腫瘍が胸腺下極に存在する場合は，真横からロールインするほうが無難である。ロボットアームとカニューラをドッキングして，3アーム法のセットアップを完了する（図5）。da Vinci SiもXiもロールインは同様であるが，da Vinci Xiでは腫瘍の位置にターゲティングを行う。

> **図1** 側胸アプローチによるロボット支援下胸腺摘出術の体位
> ⓐ：シェーマ。①，②：手術用ポート，③：カメラ用ポート
> ⓑ：実際の患者

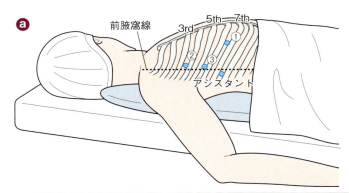

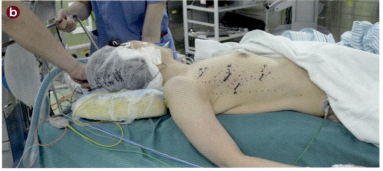

図2 術前3D-CTによるポート位置の確認

特に大きな腫瘍（＊）のときには有用である。矢印（➡）はロールインの方向。

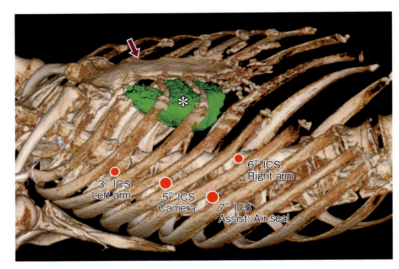

図3 ポート位置（ⓐ）と実際のポート留置（ⓑ）

矢印（➡）は手術支援ロボットのロールインの方向を示す。

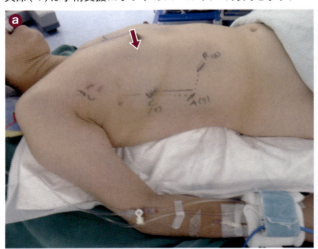
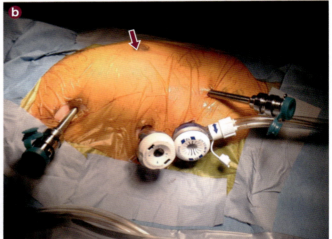

図4 手術室のレイアウト

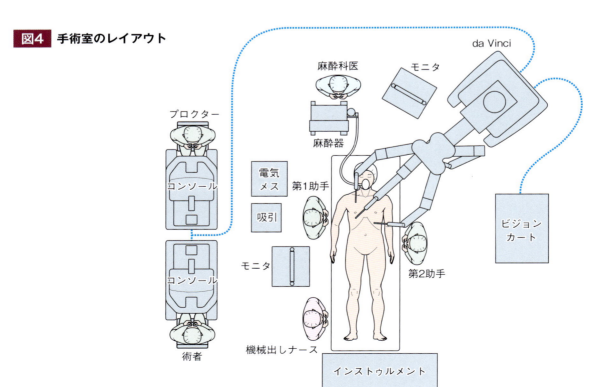

図5　3アーム法のセットアップ

ⓐ：手術支援ロボットとのドッキングには，エアーシール・アクセスポート（➡）を使用する。
ⓑ：セットアップの完了（da Vinci Si）。
ⓒ：da Vinci Xiでのセットアップ。

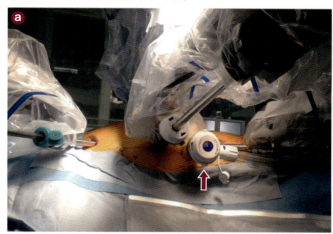
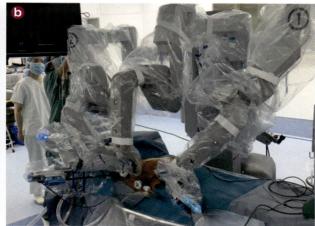
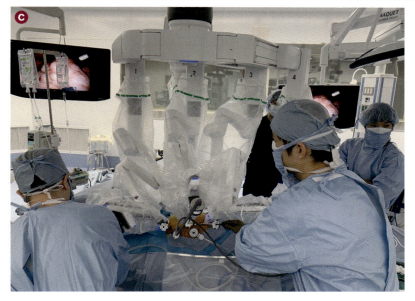

図6　上極の視野確保

左腕頭静脈（＊）をテーピングして尾側に牽引すると視野確保ができる。

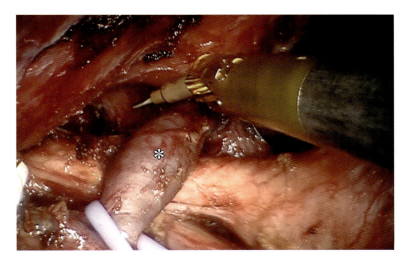

アドバイス：CO_2送気の利点

　気胸作成の最大の利点は上極の視野である。特に左腕頭静脈が圧排されて縮小し，腕頭静脈より頭側の処理が容易になる。しかし，個人差が大きく，術前CTでスペースの大きさをみておくとよい。同じ送気圧でも縮小の程度は異なる。視野不良のときは左腕頭静脈をテーピングして尾側に牽引すると視野確保ができる（図6）。

アドバイス：CO_2送気の注意事項

　胸腔内の陽圧は呼吸・循環器系に影響を与え，しばしば動脈血酸素飽和度や血圧が低下する。特に，対側胸膜が開胸になったときには両側気胸となるので注意する。術中に麻酔科医と緊密にコミュニケーションすることが大切である。

2）鉗子の選択

　把持，剥離，凝固，切離の手技に応じて鉗子を使い分ける。繊細な把持を行う局面は少ない。通常は左手にカディエール（把持）もしくは，フェネストレイティッド（把持，バイポーラー凝固），右手にスパチュラ（剥離，切離，モノポーラー凝固）もしくは，Maryland，ロングバイポーラ（剥離，切離，バイポーラー凝固）を使用する。ベッセルシーラーは凝固切離能が高く，内胸静脈や胸腺静脈の処理に有用である。また，把持や剥離操作にも使える。特に装着できる新型のベッセルシーラーは大きさが30％縮小し，把持力も強化され使い勝手がよい。

アドバイス：鉗子の組み合わせ

　ロボット支援手術では鉗子のコストが高いため，できるだけ鉗子の使用を節約したい。切離操作をしやすいのはエンドシザーズであるが，先端が鋭であるため，心拍動が伝わる縦隔操作ではやや使いにくい。スパチュラは，素早い操作と良好な切れ味が特徴であるが，把持ができない。ともに把持できるバイポーラー鉗子の組み合わせは使用しやすいが，da Vinci Siでは外付けのエナジープラットフォームを使用しないと，この選択は機能しない。da Vinci X，Xiではダブルバイポーラが装備されている。

3）手術手順

　腫瘍からの切除マージンを十分に確保しながら，胸腺摘出術を行う。腫瘍に対してはノータッチで操作を進めることが原則で，特にロボット支援手術では術者が触覚を感知できないため，鉗子での圧排操作はロールガーゼなどを介して行い，直接腫瘍に触れないように注意する。横隔神経の損傷には十分に注意する。血管の切離にはバイポーラー鉗子もしくはベッセルシーラーを使用する。3〜5 mmの太い血管は結紮やヘモロックを使用してもよい。

　当科では胸腺腫に対しては原則的に胸腺全切除術を行っているが，重症筋無力症の合併以外は対側の縦隔胸膜は切離しないようにしている。摘出した腫瘍は収納袋に入れて体外に取り出す。

　内胸静脈に関しては，胸腺上極の視野が不良のときや，腫瘍からの切除マージンが確保しにくいときには切離する。重症筋無力症の合併例に対してはアプローチ側の内胸静脈を切離して，胸腺上極の良好な視野を得た後に，両側の横隔神経を確認しながら（図7），頸部から横隔膜上まで一塊に切除して，拡大胸腺摘出術を行う。この際は通常，対側の縦隔胸膜も切離して両側開胸となる。図8はロボット支援手術による胸腺上極切除後の視野を示す。最後に第6肋間鎖骨中線外側の8 mmポート創から19 Frブレイクドレーン®を1本入れて手術を終了する。

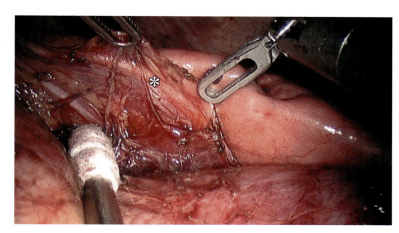

図7 拡大胸腺摘出術
右側から左横隔神経（＊）を確認する。本症例では下方に迷走神経も見える。

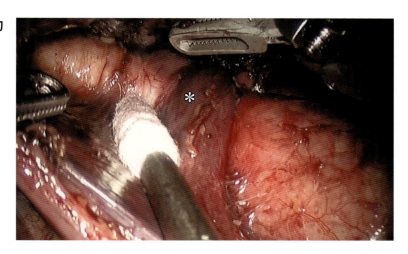

図8 ロボット支援手術による胸腺上極の切除後（重症筋無力症合併例）の視野
＊：左腕頭静脈

図9 腫瘍の圧排（牽引）

腫瘍（＊）は鉗子で直接おさえないようにロールガーゼを介して圧排している。

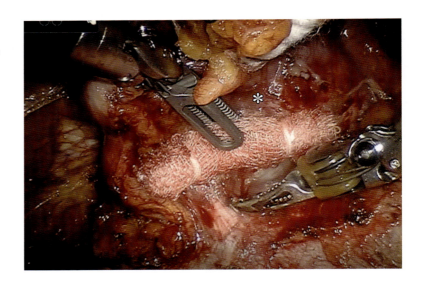

アドバイス：大きな腫瘍を手術するときのコツ

・ロールガーゼを介して腫瘍を圧排（牽引）する（図9）。
・腫瘍を上からおさえつけない。
・両側アプローチや剣状突起アプローチも考慮する。
・浸潤の疑いには肺，心膜の合併切除を躊躇しない。

手術症例

【症例1】初期導入例としてふさわしい胸腺腫（図10）

患者：63歳，女性。重症筋無力症を合併した胸腺腫。
画像：ほぼ正中に存在し，大きさ41 mm。右側，左側どちらのアプローチも可能。
手術：右側アプローチによる拡大胸腺摘出術。
術後8年2カ月，再発はない。

図10 右側アプローチによる拡大胸腺摘出術
ⓐ：胸部CT。腫瘍（➡）。
ⓑ：手術所見。腫瘍（＊）からの健常マージを確保しながら，ベッセルシーラーでの胸腺切離を進める。
ⓒ：摘出標本。

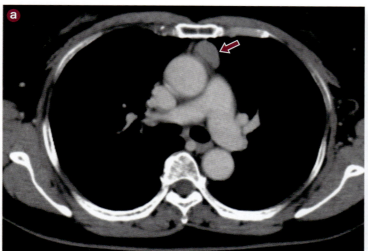
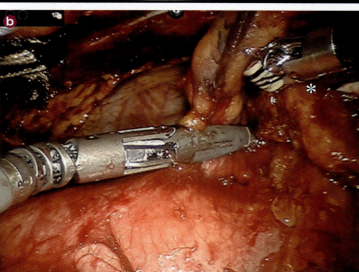
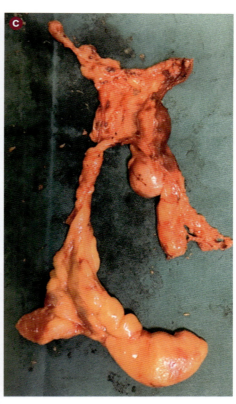

【症例2】心不全を合併した胸腺癌（図11）

> 動画5：心不全を合併した胸腺癌

患者：74歳，男性。心不全合併。
画像：左側に存在し，PET高集積，大きさ41 mm。
手術：左側アプローチによる胸腺摘出術。
　　　術後3年3カ月，再発はない。

図11　左側アプローチによる胸腺摘出術

ⓐ：胸部CT。腫瘍（➡）。
ⓑ：PET/CT。腫瘍（➡）高集積。
ⓒ：手術所見。腫瘍（＊）は縦隔胸膜に覆われ，境界は明瞭。
ⓓ：摘出標本（組織は胸腺扁平上皮癌）。

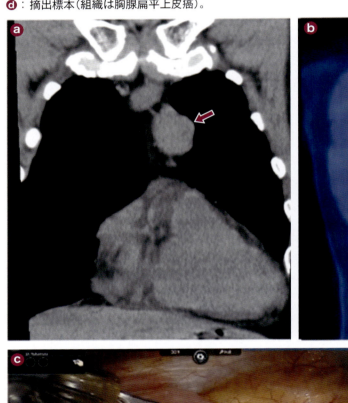
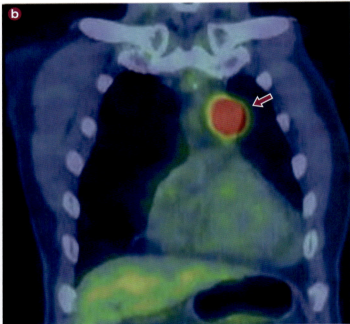
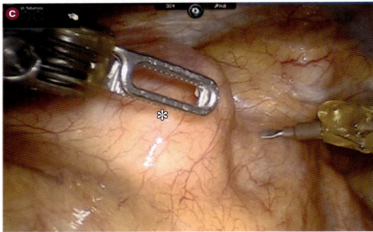
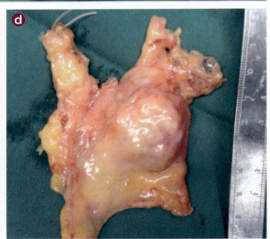

【症例3】左腕頭静脈近傍の胸腺腫：右側アプローチ（図12）

患者：33歳，女性。
画像：腫瘍は左腕頭静脈にかかるが，浸潤傾向は認めない。腫瘍の大きさは58 mm。
手術：右側アプローチによる胸腺摘出術。
　　　術後3年5カ月，再発はない。

図12　右側アプローチによる胸腺摘出術

ⓐ，ⓑ：胸部CT。腫瘍（➡）。
ⓒ：胸腔内所見。腫瘍（＊）により左腕頭静脈は確認できない。
ⓓ：胸腺静脈（★）をベッセルシーラーで切離している。腫瘍は尾側にある。

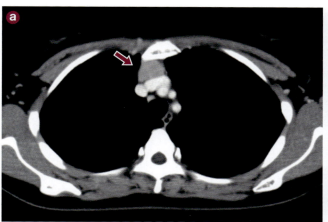
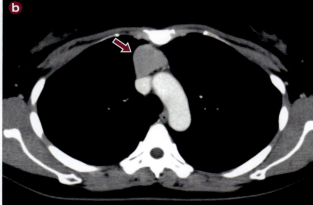
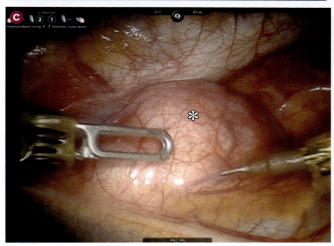
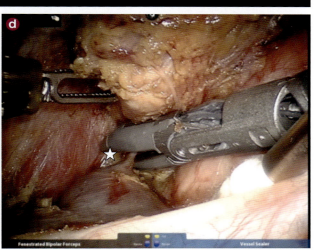

【症例4】左腕頭静脈近傍の胸腺腫瘍（Castleman病）：左側アプローチ（図13）

患者：63歳，女性。
画像：腫瘍は左腕頭静脈にかかるが，浸潤傾向はなし，大きさ50 mm。
手術：左側アプローチによる胸腺摘出術。
　　　術後7年10カ月，再発はない。

図13　左側アプローチによる胸腺摘出術

ⓐ, ⓑ：胸部CT。腫瘍（➡）。
ⓒ：胸腔内所見：腫瘍（＊）は横隔神経，迷走神経の近傍に存在する。
ⓓ：胸腺摘出後（★：横隔神経，その外側が迷走神経）。

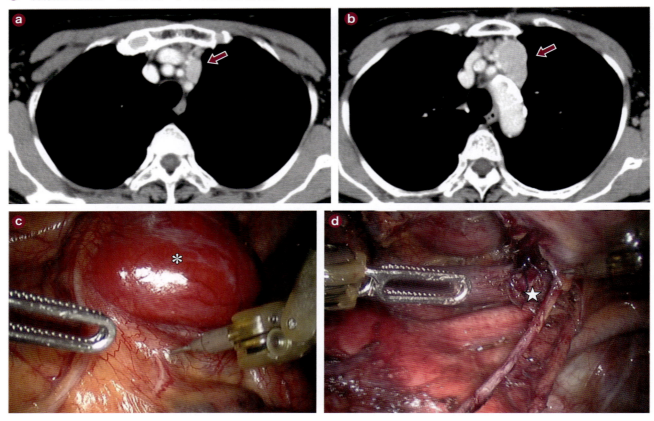

【症例5】横隔神経に接する胸腺腫に対する左側アプローチ（図14）

患者：47歳，女性。重症筋無力症を合併。
画像：腫瘍は左肺門部で上肺静脈にかかる，大きさ42 mm。
手術：左側アプローチによる胸腺摘出術。
　　　術後6年9カ月，再発はない。

図14　左側アプローチによる胸腺摘出術
ⓐ：胸部CT。腫瘍（➡）。
ⓑ：胸部3D-CT。腫瘍（➡）。
ⓒ：胸腔内所見。縦隔胸膜を切離し，腫瘍（＊）から横隔神経をエンドシザーズで鋭的に剥離している。
ⓓ：横隔神経（★）をテーピングして，完全に温存しながら拡大胸腺摘出術を施行。

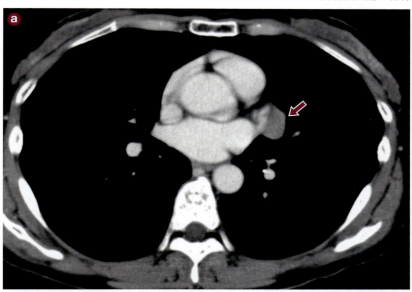
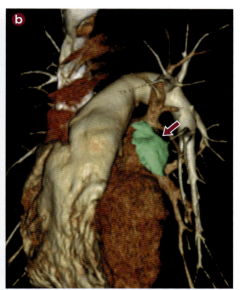
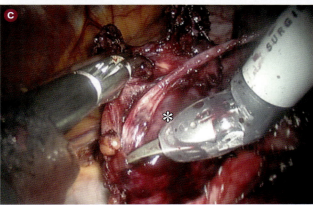
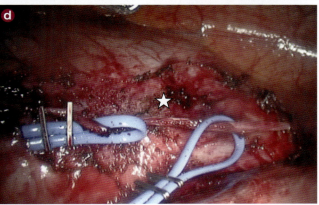

【症例6】大きな胸腺腫に対する右側アプローチ（図15）

患者：47歳，女性。豊胸術後。
画像：腫瘍（➡）は巨大で，頭尾方向に85 mm。
手術：腫瘍は縦隔胸膜を越えて，右胸腔に露出あり。右側アプローチで胸腺摘出術を施行した。
　　　術後5年4ヵ月，再発はない。

図15 右側アプローチによる胸腺摘出術

ⓐ：胸部CT横断像。腫瘍（➡）。
ⓑ：胸部CT冠状断像。腫瘍（➡）。
ⓒ：手術所見。Marylandバイポーラ鉗子を用い，腫瘍を横隔神経から剥離していった。
ⓓ：手術所見。腫瘍（＊）を愛護的にロールガーゼで圧排しながら，心嚢から剥離して胸腺摘出術を完了した。

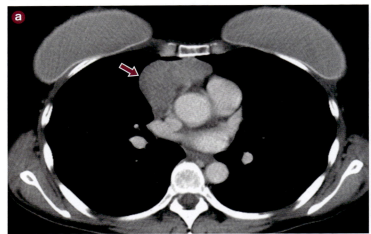
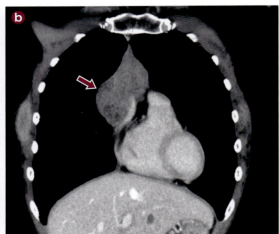
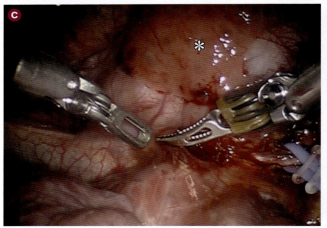
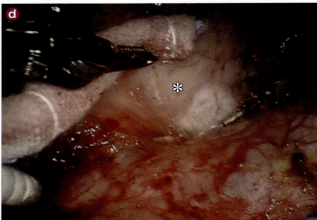

【症例7】重症筋無力症を合併した大きな胸腺腫に対する両側アプローチ（図16, 17）

患者：50歳，女性。重症筋無力症の合併。
画像：腫瘍（➡）は巨大で，大きさ87 mm。
手術：両側アプローチを施行。まず，右側から胸腺の剥離を頭側から尾側まで進めた。次にベッドをローテーションして左側アプローチを行い，横隔神経を確認しながら，腫瘍に接触しないように，十分な健常マージンを確保して拡大胸腺摘出術を施行した。
術後6年3カ月，再発はない。

図16 両側アプローチによる拡大胸腺摘出術（画像所見と摘出標本）

- ⓐ：胸部CT横断像。腫瘍（➡）。
- ⓑ：胸部CT冠状断像。腫瘍（➡）。
- ⓒ：摘出標本。拡大胸腺摘出術。
- ⓓ：術後創部。両側のポート創のみ。

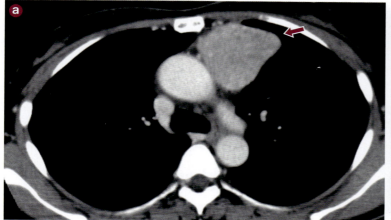
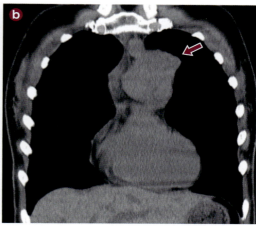
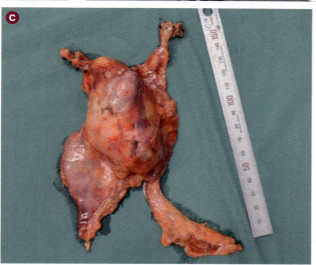
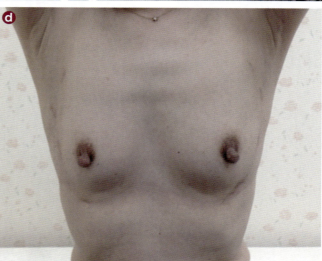

図17 両側アプローチによる拡大胸腺摘出術（術中所見）

ⓐ：手術所見（右側アプローチ）。左腕頭静脈（＊）を露出し，胸腺上極を十分に切除する。
ⓑ：手術所見（左側アプローチ）。両側開胸として，左腕頭静脈（＊）を確認しながら，拡大胸腺摘出術を完了する。

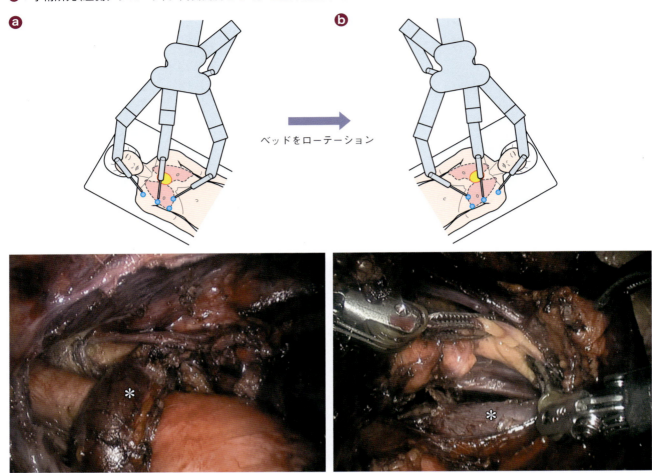

【症例8】肺・心膜への浸潤型胸腺腫に対する右側アプローチ（図18, 19）

患者：77歳，女性。
画像：腫瘍は巨大で，大きさ83 mm。PET/CTはFDGの高集積。
手術：右側アプローチを施行。腫瘍の肺への浸潤部を自動縫合器で合併切除した後，心膜への浸潤部も合併切除して胸腺摘出術を施行した。心膜はゴアテックス®で再建した。
　　　術後3年8カ月，再発はない。

▶ 動画7：肺・心膜への浸潤型胸腺腫に対する右側アプローチ

図18 右側アプローチによる胸腺摘出術（術中所見）

ⓐ：胸部CT。腫瘍（➡）は胸腺右葉にあり，大きさ10 cm。
ⓑ：PET/CT。FDGの高集積（➡）。
ⓒ：摘出標本。胸腺摘出術。合併切除した肺（＊），合併切除した心膜（★）。

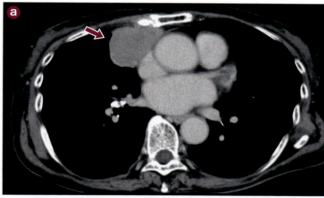
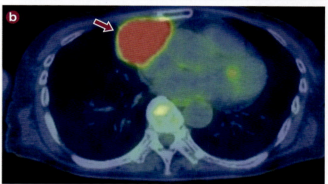
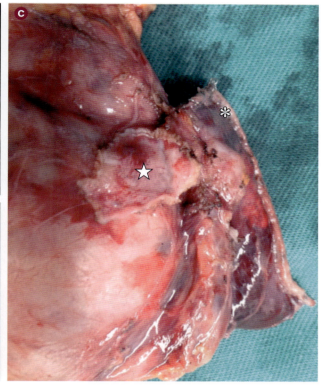

図19 右側アプローチによる肺・心膜合併切除（術中所見）

ⓐ：手術所見。肺（＊）への浸潤部を自動縫合器で切除する。
ⓑ：合併切除した心膜欠損部をゴアテックス®心膜パッチ（★）でラージニードルドライバーを用いて縫合して再建する。

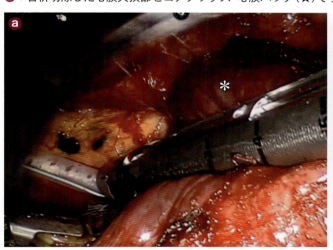
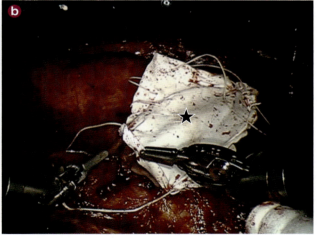

【症例9】da Vinci Xiを用いた胸腺摘出術(図20〜22)

▶動画8：da Vinci Xiを用いた胸腺摘出術

患者：36歳，女性。AchRAb：29.2 nmol/Lと高値。
画像：腫瘍は巨大で，大きさ7.5 cm。右上肺静脈に接する。一部に囊胞性変化あり。PETはFDGの高集積。
手術：右側アプローチ，da Vinci Xiを用いた3アーム法で手術を施行。左手はフェネストレイティッド，右手はロングバイポーラを使用。腫瘍をロールガーゼで圧排して慎重に剝離した。腫瘍は周囲臓器への浸潤を認めず，右横隔神経を温存した。右内胸静脈は切離して，両側の胸腺上極を切除し，左横隔神経も確認温存して拡大胸腺胸腺腫摘出術を終了した。
術後2カ月，再発はない。

図20 da Vinci Xiを用いた右アプローチによる胸腺摘出術(画像所見)

ⓐ：胸部CT。腫瘍は胸腺右葉にあり，大きさ7.5 cm。
ⓑ：胸部MRI。腫瘍の充実部に造影効果あり。
ⓒ：PET/CT。FDGの高集積。
ⓓ：3D angiography。腫瘍は右肺門部に広く接する。

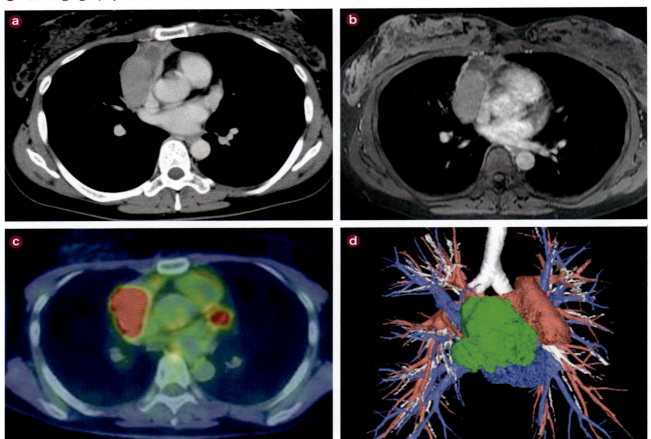

図21 da Vinci Xiを用いた右アプローチによる胸腺摘出術（術中所見）

ⓐ：腫瘍（＊）は右肺門部に覆いかぶさっている。
ⓑ：腫瘍（＊）にロールガーゼをあてて圧排した後，横隔神経から剥離した。
ⓒ：胸腺静脈（★）をextended vessel sealerで切離。
ⓓ：左横隔神経（➡）を確認して温存し，拡大胸腺摘出術を完了した。

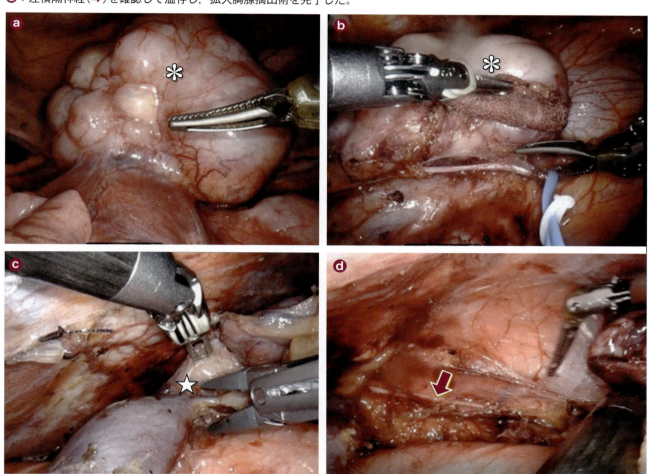

図22 da Vinci Xiを用いた右アプローチによる胸腺摘出術後の所見と摘出標本

ⓐ：胸腺摘出後の所見（★：右横隔神経）。
ⓑ：摘出標本。胸腺重量 115 g，腫瘍径 75×70×30 mm，Type B1胸腺腫。

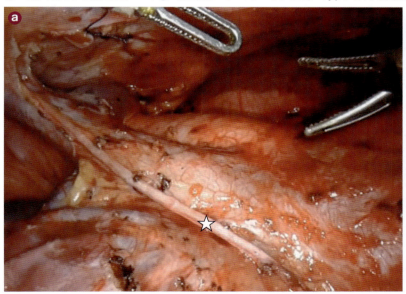
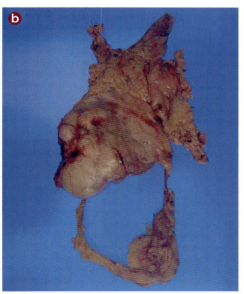

おわりに

　側胸アプローチが汎用される理由は，一側胸腔のみにより胸腺の頭側から尾側まで良好な視野で手術できることである。CO_2送気はワーキングスペースを広げ，安全性も向上する。ベッセルシーラーを上手に使えると手術の効率性がよい。da Vinci XiはSiよりも可動域が広いこと，使用できる鉗子も多いことから胸腺手術における有用性が向上している。

●文献

1) Nakamura H, Taniguchi Y. Robot-assisted thoracoscopic surgery: current status and prospects. Gen Thorac Cardiovasc Surg 2013; 61: 127-32.
2) Melfi F, Fanucchi O, et al. Ten-year experience of mediastinal robotic surgery in a single referral centre. Eur J Cardiovasc Surg 2012; 41: 847-51.
3) Ismail M, Swierzy M, et al. State of the art of robotic thymectomy. World J Surg 2013; 37: 2740-6.
4) Rückert JC, Swierzy M, et al. Comparison of robotic and nonrobotic thoracoscopic thymectomy: a cohort study. J Thorac Cardiovasc Surg 2011; 141: 673-7.
5) Marulli G, Rea F, et al. Robot-aided thoracoscopic thymectomy for early-stage thymoma: A multicenter European study. J Thorac Cardiovasc Surg 2012; 144: 1125-30.
6) Buentzel J, Straube C, et al. Thymectomy via open surgery or robotic video assisted thoracic surgery: Can a recommendation already be made? Medicine (Baltimore) 2017; 96: 24(e7161).
7) Kneuertz PJ, Kamel MK, et al. Robotic thymectomy is feasible for large thymomas: A propensity-matched comparison. Ann Thorac Surg 2017; 104: 1673-8.

IV ロボット支援手術手技

胸腺摘出術：剣状突起下アプローチ
Robot-assisted thymectomy : Subxiphoid approach

須田　隆

手術の概要

剣状突起下アプローチによるロボット支援胸腺摘出術では，剣状突起下の創からカメラが挿入され，左右の側胸部肋間から術者の左右の手の鉗子が挿入される．剣状突起下アプローチによる胸腺摘出術では，体の正中から挿入されるカメラからの視野によって，頸部の視野確保や両側の横隔神経の場所や無名静脈全体の確認が容易である．前縦隔には，心嚢，無名静脈，腕頭動脈，左右の横隔神経など重要な臓器がありそれらの場所を意識しながら手術を行うことが安全な手術を行ううえで重要である．

ロボット支援下の胸腺摘出術において，最も多く行われているアプローチは片側側胸アプローチである．しかしながら片側側胸アプローチでは胸腺上極の視野の確保と対側横隔神経の場所の確認が困難である．対して体の正中からカメラが挿入される剣状突起下アプローチでは，頸部の視野確保がより容易であり，両側の横隔神経の場所の確認が可能である[1]．さらに，剣状突起下アプローチであれば腫瘍が無名静脈に接していた場合でも，腫瘍の無名静脈の中枢側から末梢側まで，全体の視野確保が可能になるためより安全な手術が可能になる．

手術適応

前縦隔腫瘍（胸腺腫瘍や成熟奇形腫など）に対する胸腺・前縦隔腫瘍切除術および重症筋無力症に対する拡大胸腺摘出術が適応となる．da Vinciサージカルシステム（Intuitive Surgical社）は，その三次元の画像，生理的振戦の除去および人間の手関節と同様の動きをする鉗子の関節の存在により，自然な方向での縫合操作を可能にする．筆者らは，剣状突起下アプローチによるロボット支援下の胸腺腫瘍摘出時に心膜の再建[2]や無名静脈の人工血管置換を行った経験があるが，今後このアプローチは，胸腺摘出術における隣接臓器合併切除など，より難易度の高い手術に適応されることが期待される．

手術方法

本稿ではda Vinci SiおよびXiサージカルシステムを使用した場合の，剣状突起下アプローチによるロボット支援下胸腺摘出術について，手術手技を紹介する．

セットアップ

1）剣状突起下アプローチによる体位とポート位置および麻酔管理

全身麻酔下に行う．通常，分離肺換気は不要である．腫瘍が肺に浸潤している可能性があり，肺部分切除を行う可能性がある場合や腫瘍が横隔神経に近く，そのマージンを確認したい場合は分離肺換気とする．

呼吸器の設定は，患者の呼吸が保たれる最低限の従圧式の換気とし，positive end expiratory pressure(PEEP)は使用しない。PEEPを使用してしまうと肺が過度に広がって視野の妨げとなることがある。血中の二酸化炭素(CO_2)分圧が上昇する場合は，換気回数を増やすことで対応する。

　両手を体幹に沿わせるとロボットアームが腕にあたってしまう可能性があるので，患者を仰臥位開腕開脚位とする。膝を曲げる必要はない。ポートの挿入予定の剣状突起1cm尾側から3 cmの縦切開部位，左右第6肋間の側胸部前腋窩線上およびリトラクションアームを使用する場合は右第6肋間の中腋窩線やや前方に皮膚マーキングを行う。

> **アドバイス：手術のコツと注意点①**
> 　ペイシェントカートをドッキングしてしまうと助手はドッキングされたロボットによってモニタが見づらくなる。この手術を始める前にシミュレーションで助手が見るモニタの位置を決めておくとよい。

　図1では，右側胸部に2カ所，左側胸部に1カ所のポート挿入予定の場所にマーキングが描かれている。点線は肋骨弓と剣状突起の位置である。図1には前胸部に2重丸が描かれているが，これは手術場所間違い予防のマーキングであり，手術手技と関連はない。

2）プレドッキング手術手順

　まず，術者は，患者の脚の間に立って手術操作を行い，助手は患者の右側に立ってカメラスコープを操作する。剣状突起下の約1 cm尾側に3 cmの縦切開を行う。皮下組織を電気メスで切開し，剣状突起に付着する腹直筋と白線を剣状突起から切離する(図2)。

　胸腺の尾側を胸骨から盲目的に指で剥離する(図3)。指を尾側に移動させると，剣状突起から先ほど切離した白線が触れる。この白線を尾側にさらに約1 cm切離する。腹直筋裏面の層を盲目的に指でポートが挿入できるスペースを作成する。このとき，腹膜を破らないように注意する。腹膜が破れてしまうと，送気したときに腹腔にCO_2が送気されるため，おなかが膨らんでしまい，少しやりにくくなるが，手術は続行できる。単孔式手術用

▶ 動画9：剣状突起下のポート挿入法

図1 ポート挿入位置

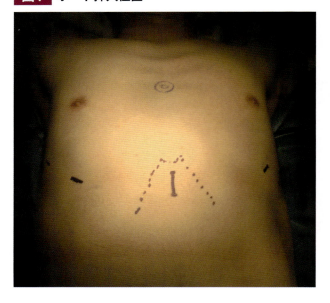

図2 剣状突起に付着する白線の切離

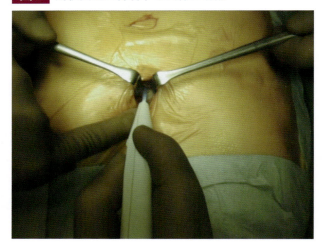

のポートであるGelPOINT Mini®(Applied Medical社)に付属されているウンドリトラクターを剣状突起下の創に挿入する．ロボットのカメラポートを挿入するための10 mmの子ポートと助手がアシストするための子ポートが挿入されたGelPOINT Mini®プラットフォームを装着する(図4)．アルノート®ラップシングル(アルフレッサファーマ株式会社)などほかの単孔式手術用ポートでも可能である．アルノート®ラップシングルは，ポートのプラットフォームと子ポートの間にスペースがある．エアシールを使用する場合，エアシールのポートをアルノート®ラップシングルの子ポートの1つに挿入し，エアシールのポートの先端は，剣状突起下の創内に挿入しない状態にする．これは助手の鉗子の出し入れのための剣状突起下の創のスペースを少しでも空けておくための工夫である．カメラスコープは子ポートを経由して剣状突起下の創の上縁に挿入し，助手は，創の下縁から子ポートを経由して術者を援助する(図5)．アルノート®ラップシングルは，子ポートが固定されているため，GelPOINT Mini®と異なり，操作中に子ポートが抜けてしまわないこと，および透明なポートから創が見え，器具の出し入れが容易なことが利点である．子ポートが3つ付いているものと4つ付いているものが販売されている(図5)．送気用のチューブと排煙用のチューブをプラットフォームの三方活栓に接続し，CO_2を8 mmHgで送気する．

LigaSure™ Marylandタイプ(Covidien社)を使用して，胸腺を胸骨裏面から剥離する．CO_2の送気は，胸腺の胸骨裏面からの剥離が進むに従い，両側の肺と心嚢を圧排し，胸骨裏面のスペースを広げ，視野を大きく改善する．

図3 指での胸骨裏面の剥離

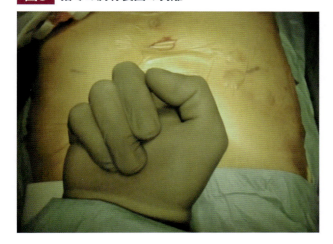

図4 剣状突起下への単孔式手術用ポートの挿入(GelPOINT Mini®)

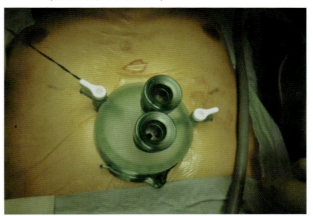

図5 アルノート®ラップシングル

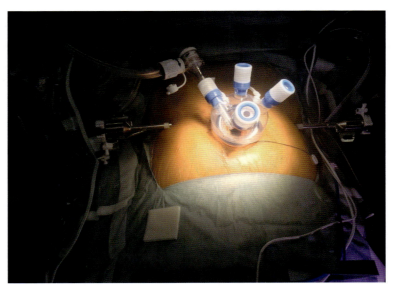

両側の縦隔胸膜を切開し，両側の胸腔を開放する．縦隔胸膜の胸骨付着部は頸部まで切離する．両側の縦隔胸膜を胸骨から切離したことにより重力で心嚢が背側に移動すること，さらにCO_2送気圧により心嚢と肺が背側に圧排されることにより，胸骨裏面に手術操作のための十分なスペースができる．

　両側の前胸部の第6肋間前腋窩線上に各々1 cmの皮膚切開を行い，ロボット手術用のポートを挿入する．リトラクションアームを使用するときは，右第6肋間前～中腋窩線上にポート間の距離を4～6 cmあけてポートを挿入する（図6）．リトラクションアームの挿入位置が中腋窩線より背側になると操作中にアームが患者の上肢にあたってしまうことがある．また，前胸部にポートを挿入してしまうとポートが前胸壁にあたってしまい可動性が悪くなることがあるので注意が必要である．

　da Vinci Siシステムでは頭側からペイシェントカートをドッキングする．da Vinci Xiシステムではアームが天吊りとなっているため，側方からドッキングすることが可能になった．側方からドッキングすることにより麻酔科医はda Vinciシステムに邪魔されることなく，気管内挿管チューブの管理が可能になるため，より安全な手術が可能になる．当院の手術室の配置を図7に示す．

アドバイス：右側胸部のポートの挿入位置決めのコツ

　術者の左手挿入用のポート挿入位置を前胸部にしてはならない．前胸部にしてしまうと前胸部の肋骨弓にポートの頭があたってしまい，鉗子の先端が胸骨裏面に届かなくなってしまう．側胸部の右第6肋間でできるだけ前方を左手挿入用のポート挿入位置とする．その左手のポートより背側にリトラクションアームを挿入するが，胸腺の尾側をリトラクションアームで操作するときに患者の右腕とリトラクションアームがあたってしまうことがある．患者の右腕とリトラクションアームがあたってしまわないように，リトラクションアームの挿入ポート位置は中腋窩線より体の正中（前方）側にしなくてはならない．側胸部のできる限り前方（前腋窩線）の第6肋間に挿入する．よって，リトラクションアーム用のポート挿入位置は，左手挿入用のポート挿入位置と同じ第6肋間で最低限4～6 cm空けた位置に挿入する．

図6 剣状突起下アプローチのポート位置

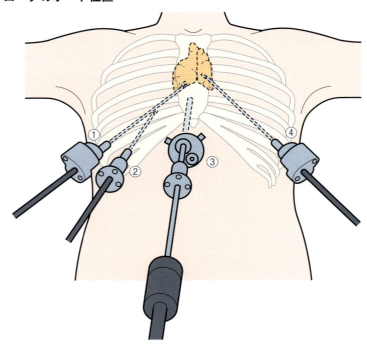

図7 da Vinci Siシステムの配置図(ⓐ)とda Vinci Xiシステムの配置図(ⓑ)

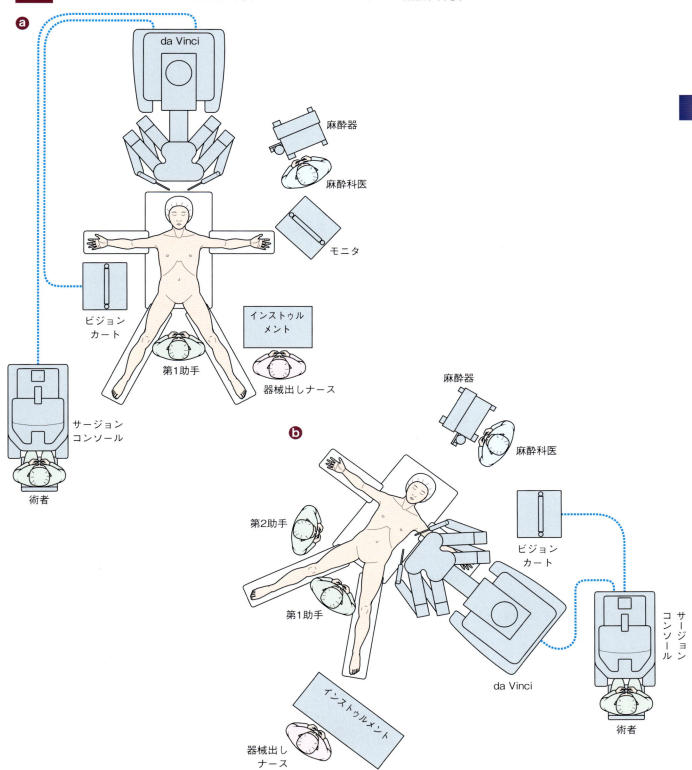

ポートをda Vinciアームに接続する。カメラスコープは最初30°斜視をupで使用する。ポートの深さの調節および胸腺を胸骨から切離したら，upとdownを適時使い分けて行うが，downにするとときに胸骨にカメラがあたって動かなくなることがある。その場合はストレートを使用する。助手は，剣状突起下のポートの尾側側のポートから鉗子や長い吸引管を挿入して術者をサポートする。

3）鉗子の選択

筆者は，ロボットアームの左手に，ソフト凝固を装着したフェネストレーテッドバイポーラを，ロボットアームの右手に，バイポーラを装着したMarylandバイポーラやロングバイポーラグラスパもしくはモノポーラを接続したスパチュラを使用して手術操作を行っている。Marylandバイポーラやロングバイポーラグラスパを使用する場合は，ジェネレータにVIO 3（ERBE）auto CUT bipolar（出力5.5），soft COAG bipolar（出力6.0）もしくはValley lab forced FX（Valley lab），macro mode（出力70）を使用して行っている。胸腺静脈など細い血管は，ベッセルシーラー（Intuitive Surgical社）を使用して切断する。

4）胸腺摘出術手術手順

まず胸腺を胸骨から剥離する（図8）。胸腔側から左右の内胸静脈の位置を確認する。右内胸静脈の位置は多くはわかるが，左内胸静脈の位置はわからないことも多い。縦隔胸膜の胸骨付着部を，右側は内胸静脈付近まで，左側は左胸腔内横隔神経頭側の1cm前方まで切離する。

続いて，下部胸腺を左手のフェネストレーテッドバイポーラで把持し，尾側の胸腺下極を心膜から剥離する。

アドバイス：手術のコツと注意点②

da Vinci Xiシステムにおいては，リトラクションアームで胸腺を左側に牽引したい場合には，第4アームをリトラクションアームに，カメラを第2アームに，左右の手を第1と第3アームに移動して手術を行ってもよい（ポートホップ機能）（図6）。

図8　胸骨裏面からの剥離

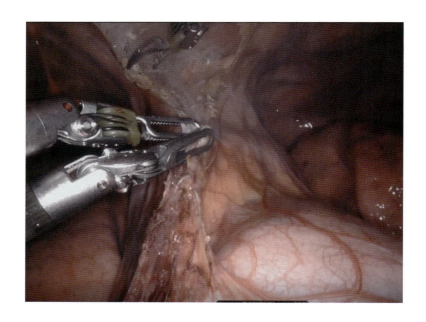

両側の横隔神経の位置を確認する(図9, 10)。縦隔胸膜は横隔神経より1cm前方で切離し,先に切離しておいた胸骨側の胸膜切開線とつなげる。

アドバイス・手術のコツと注意点❸

左横隔神経の尾側が見にくいときは,心膜上の脂肪組織をリトラクションアームで患者の左側に牽引すると見やすくなる。da Vinci Xiシステムであれば,左側胸部のポート(図6の④)にカメラを挿入して場所の確認を行ってもよい(ポートホップ機能)。

図9 左横隔神経の場所の確認

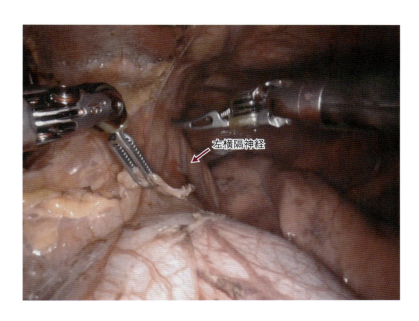

図10 右横隔神経の場所の確認

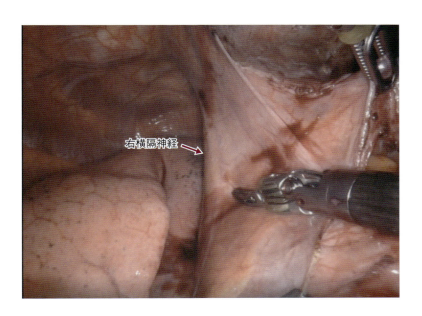

無名静脈の位置は内胸静脈が流入する部位であり，左右内胸静脈が流入する位置を予測する。無名静脈の露出は，内胸静脈を露出して中枢側まで剥離するか，無名静脈付近になったら胸腺の表面から少しずつはぐように剥離操作を行う．もしくは胸腺を上大静脈を尾側から順に頭側に剥離することでも露出される。左側(末梢側)の無名静脈が露出されたら無名静脈の頭側の脂肪組織および胸腺左上極を無名静脈の上縁からはずしておく。右側(中枢側)の無名静脈が露出されたら，右内胸静脈の内側の脂肪組織および胸腺右上極を右腕頭静脈，甲状腺，腕頭動脈，気管から剥離する。胸腺上極を把持し，尾側に牽引することで無名静脈より上方の頸部の視野が格段によくなる。下甲状腺静脈に注意しながら(切離してもよい)，胸腺上極と脂肪組織を腕頭動脈および気管から剥離する。頸部脂肪組織および胸腺上極が剥離できたら，胸腺上極を尾側に牽引しながら無名静脈全体を露出する。胸腺組織から無名静脈に流入する胸腺静脈をベッセルシーラーで切離し，胸腺・前縦隔瘍摘出術を完遂する(図11)。切除された胸腺・前縦隔腫瘍は縦隔内で袋に入れて，剣状突起下の創から摘出する。剣状突起下の創から20 Frのドレーンを1本挿入し手術を終了とする。

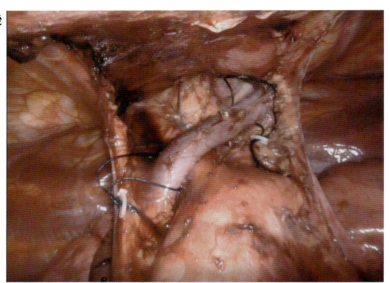

図11 胸腺摘出術後

手術症例

【症例1】胸腺嚢腫（図12, 13）

患者：31歳，男性。
手術：胸腺と胸腺嚢胞を一塊に剣状突起下の創から摘出した。

本症例はGuillain-Barré症候群の精査中に無名静脈に接した12 mmの嚢胞を指摘された（図12）。経過観察の選択肢を話したが本人の希望もあり手術となった。術後の病理では胸腺嚢胞の診断であった。いつも行っているわけではないが無名静脈のテーピングも可能である（図13）。

胸腺と嚢胞は無名静脈から容易に剥離することができ，胸腺と胸腺嚢胞を一塊に剣状突起下の創から摘出した。

▶ 動画10：胸腺嚢腫。本症例では，無名静脈に接していたため，腫瘍の中枢側と末梢側の無名静脈のテーピングを行っている。

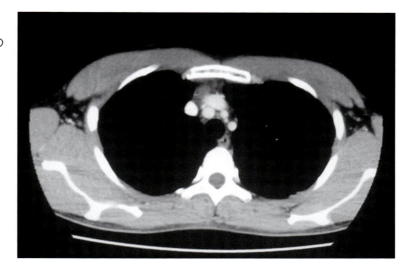

図12 胸部CT
無名静脈に接して12 mmの嚢胞を認める。

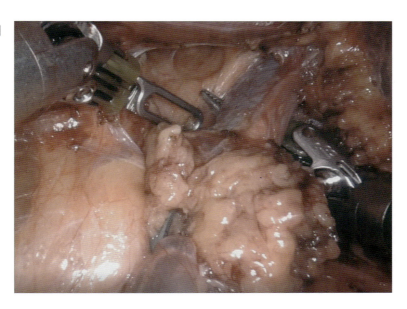

図13 無名静脈の末梢側テーピング

【症例2】囊胞を伴った胸腺腫（図14, 15）

患者：18歳，女性。
手術：剣状突起下アプローチによるロボット支援下胸腺・胸腺腫摘出術。

本症例にはda Vinci Xiシステムを使用している。腫瘍は，無名静脈より頭側の頸部にまで及ぶ長径12 cmの囊胞状の胸腺腫である。病理診断は胸腺腫B1, pT1N0M0 stage Iの診断であった。

剣状突起下アプローチでは，腫瘍が無名静脈の頭側に存在しても，良好な視野を確保することができる（図15）。本症例では，剣状突起下アプローチによるロボット支援胸腺・胸腺腫摘出術を施行し，囊胞を破ることなく胸腺と胸腺腫を一塊に摘出した。

側胸部肋間アプローチによる内視鏡手術では，無名静脈に接する前縦隔腫瘍の場合，腫瘍の手前の無名静脈のテーピングは可能であるが，腫瘍を越えた対側の無名静脈のテーピングはできない。対して，剣状突起下アプローチでは，腫瘍が無名静脈に接していても，体の正中から挿入された視野は，腫瘍が接する無名静脈の中枢および末梢側の観察を可能にする。特に剣状突起下アプローチによるロボット支援手術では，人間の手関節と同様に動く鉗子の多関節の存在により，容易に無名静脈のテーピングが可能になり，本症例のように腫瘍が無名静脈に接していても安全に手術を行うことができる。

▶動画11：囊胞を伴った胸腺腫。本症例では腫瘍が大きく，頸部にまで進展していたが，頸部の視野が良好な剣状突起下アプローチでは無名静脈より頭側の腫瘍でも切除可能である。

図14 症例

胸部CTでは，前縦隔の甲状腺下極から無名静脈を圧排する12 cmの多房性囊胞成分と充実部分が混在する腫瘤を認める。

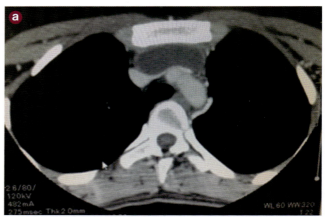
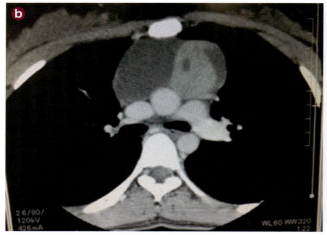
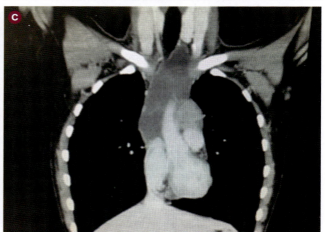

図15 左上極の切離

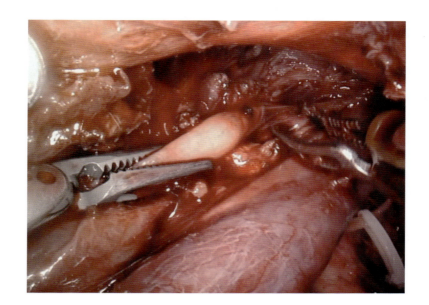

● 文献

1) Suda T, Tochii D, et al. Trans-subxiphoid robotic thymectomy. Interact Cardio Vasc Thorac Surg 2015；20：669-71.
2) Suda T. Subxiphoid Robotic Extended Thymectomy with a Pericardial Patch Closure. CTSNet（published 24 May 2016）. Available from：http://www.ctsnet.org/article/subxiphoid-robotic-extended-thymectomy-pericardial-patch-closure.

IV ロボット支援手術手技

後縦隔腫瘍に対する腫瘍摘出術
Robot-assisted surgery for posterior mediastinal tumors

梶原直央,河手典彦,池田徳彦

手術の概要

　後縦隔腫瘍は病巣の位置にバリエーションが多く,左右はもとより第1胸椎から第12胸椎に至るまで頭側から尾側方向においても発生するため,ロボット支援手術において体位やポートの位置の選択が重要なポイントとなる。右側胸腔においては比較的広くワーキングスペースを作ることが可能であるが,左側胸腔内では大動脈が手術操作の障害となることがある。また,肺尖部や横隔膜付近の病巣に関しては,胸腔鏡手術(video-assisted thoracic surgery；VATS)による操作だけでは難渋することが実際の臨床では多く経験される。一方,ロボット支援手術においては胸腔内での関節可動域を有している点,さらに3Dカメラ下での操作が可能な点により,VATSに比べて術者にストレスのない円滑な操作が可能となる[1〜6]。
　後縦隔腫瘍の手術では,基本的に3アームの操作で支障なく手術は完遂可能であり,da Vinciのインストゥルメントに新たにエナジーデバイスが加わったことにより,ロボット支援手術においてはVATSより比較的容易に手術が可能となったと考えられる。

適応と限界

　基本的にほとんどの後縦隔腫瘍にはロボット支援手術の適応があると思われるが,通常の開胸手術と同じく,以下に述べる場合は慎重な検討を要する。
①腫瘍径が大きく,胸腔内操作の難渋が予想される場合。
②画像診断(MRIやPETなど),術前の生検などで悪性の診断が示唆されている場合：特に椎体や大血管,食道などへの浸潤が疑われる場合は,整形外科や血管外科,食道(上部消化管)外科などへのコンサルトが必要になる。
③神経系腫瘍で椎間孔を通過し傍脊柱部へ伸展するダンベル型を呈する場合：整形外科へのコンサルトが必要な場合もあり,手術の際には後方アプローチ(後方よりの神経根の処理)の追加が必要となる。

術前準備

　胸腺や肺と違い,後縦隔腫瘍では椎体に沿って発生する場合が多いため,頭側では肺尖の近傍から尾側では横隔膜付近に及ぶ病巣位置を想定しなくてはならない。そのため,手術室内のスタッフの配置や手術,麻酔機器類における全体配置図,患者の体位,インストゥルメントポート位置などの全体的なセッティングが重要となってくる。手術室の広さや電源供給に必要な配線位置を考慮して,da Vinci本体とサージョンコンソール,ビジョンカート,モニタ(助手用モニタと手術室用モニタの2台),第1・2助手の位置,麻酔科医および麻酔器や看護師用の機械出しテーブル,各種インストゥルメントアームなどを置くサイドテーブルの位置をあらかじめ検討しておく必要がある。

実際に行われる手術内容は，VATSを施行する場合とほぼ同じ手順であるが，ロボット支援手術の場合は術前の打ち合わせが必要となる。

呼吸器外科医(da Vinci認定資格医師)，麻酔科医，担当看護師(da Vinci研修修了者)が一同に会し，当日の手術内容や配置決め，スケジュールに関する検討および術前シミュレーションを行う。特に術中に予想外の大量出血や機械の故障などのトラブルのあった場合などを想定して，開胸への緊急コンバートのシミュレーションは不可欠となる。

手術機器類

通常使用する手術機器類として，開胸にコンバートする場合を想定しての開胸用手術器具類一式，および助手がサポートの際に使用するVATS用の器具類の準備も行ったうえでロボット支援手術を始めるのが望ましい。da Vinciのインストゥルメントは主にモノポーラカーブドシザーズ，Marylandバイポーラ鉗子，カディエール鉗子，ラージニードルドライバー，DeBakey鉗子，パーマネント焼灼スパチュラ，小クリップアプライヤー，エナジーインストゥルメント(Harmonic™ ACE)などを使用する。

第1アーム(胸腔内の右手)にモノポーラカーブドシザースやパーマネント焼灼スパチュラなどの組織剥離のためのデバイスを装着し，第2アーム(胸腔内の左手)にカディエール鉗子やMarylandバイポーラ鉗子，DeBakey鉗子などの組織保持のためのデバイスを装着，血管の処理に関しては小クリップアプライヤー，エナジーインストゥルメント(ベッセルシーラーHarmonic™ ACE)を使用するのが有効である。

またda Vinci標準装備のインストゥルメントにかかわらず，第1・2助手のサポートを受けて胸腔鏡で使い慣れたクリップやエナジーデバイスを併用することもあり，臨機応変に対応することが望ましい。

手術の実際

後縦隔腫瘍におけるda Vinci手術(全体配置図，体位，ポート位置および実際の手術)を紹介する。

手術室の配置

ターゲットが後縦隔にある場合は，da Vinciの進入角度と患者のポジションおよびインストゥルメントポートの位置が重要となる。術野を中心に周囲の機器類の配置を決定しなくてはいけないため，術前に麻酔科医や器械出しナースとの打ち合わせも重要となってくる。

病巣が左右上下のいずれかに位置していても，基本的に頭側方向から適宜角度を付けてda Vinciが術野に入ってくる(ロールイン)(図1，2)。後縦隔にターゲットが存在する場合でも，通常の開胸手術やVATSと同様に患者の体位は基本的に側臥位を取る。術野に第1・2助手が配置され，各ポート(センターポートに3Dカメラ，左右に各種インストゥルメントを装着)とda Vinciの3本のアームをドッキングさせる(図1，2)。サージョンコンソールに術者が座り，手術が開始される(図3)。

病巣が後縦隔に存在する場合は45°半側背臥位(ややうつ伏せ)に体位を傾けるとワーキングスペースが広がり，胸腔内での手術操作が行いやすくなり，臨機応変な対処が有効な場合もある。体格の大きい患者の場合，大まかな位置決め(ポジショニング)でも術中操作にそれほど影響は出ないが，胸郭の小さな日本人にとっては術前のポジショニングが術中のda Vinciのパフォーマンスに影響を及ぼすことが少なくないことを念頭においておくことが重要になる。

図1 手術室内の機器類配置図：病巣が左後縦隔の場合

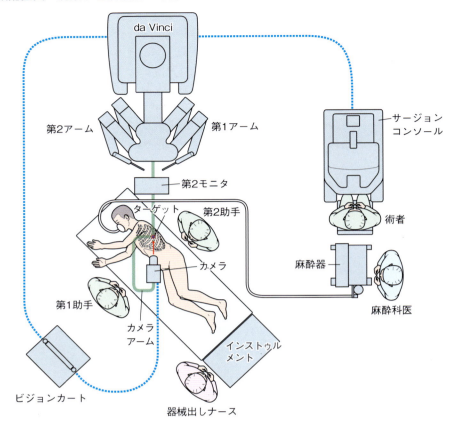

図2 機器類配置図：病巣が右後縦隔の場合

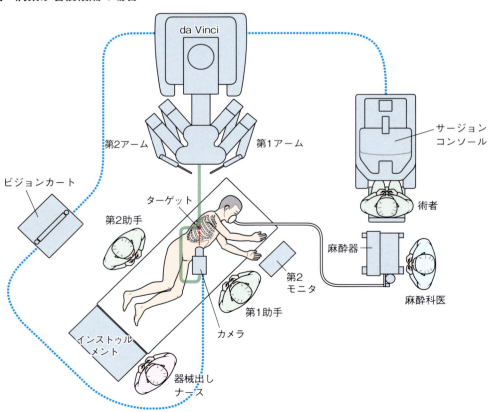

図3　da Vinci術中風景（実際の手術室での機器類の配置）

da Vinci手術の場合，写真右奥コンソール内に座しているのが第1術者となる。

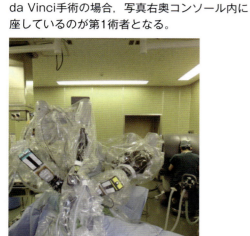
（画像は文献3より転載）

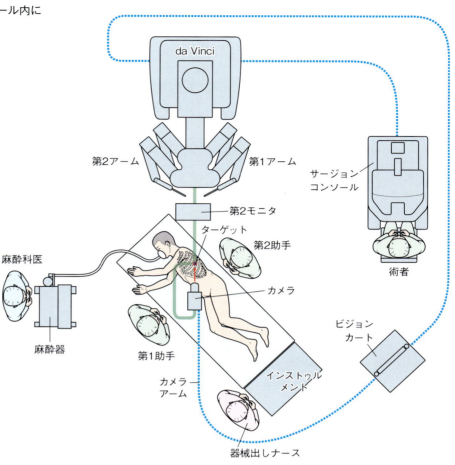

体位とポート位置

　セッティングの手順に関しては，ほかの標準的手術と同様に患側が上になるよう側臥位を取り，da Vinci専用のインストゥルメントポートを胸腔内に挿入する（図4）。da Vinciは術野に覆い被さるようにほぼ患者の頭側方向より入り込む形になる。

　通常使用するda Vinciのインストゥルメントは前述のように第1アーム（胸腔内の右手）にシザーズやパーマネント焼灼スパチュラなどの組織剥離のためのデバイスを装着し，第2アーム（胸腔内の左手）にカディエール鉗子やMarylandバイポーラ鉗子，DeBakey鉗子などの組織保持のためのデバイスを装着する。

　ポート位置に関しては右後縦隔の病巣の場合，第1アーム：右第4肋間前腋窩線（2cm長の皮膚切開），3Dカメラ：右第6-7肋間前腋窩線（2cm長の皮膚切開），第2アーム：右第8-9肋間後腋窩線（2 cm長の皮膚切開）を基本に，患者の体格や病巣の位置（高位か低位かによっても）に応じて決定する（図4，5）。逆に左病巣の場合は左右のアームポートの位置が入れ替わる（図6）。

　手術は胸腔鏡と同様に，麻酔医に片肺をブロックしてもらい手術操作を進める。胸腺摘出術などの場合は，胸腔内（前縦隔スペース）にCO_2を注入（6〜10 cmH_2O）することで，術野のワーキングスペース拡大を追加することが多いが，後縦隔での病巣に対しては手術台の傾きを変化させて重力を応用した操作により，術野がいっそう展開されてワーキングスペースが広がる。

図4 アーム導入角度とポート位置の関係

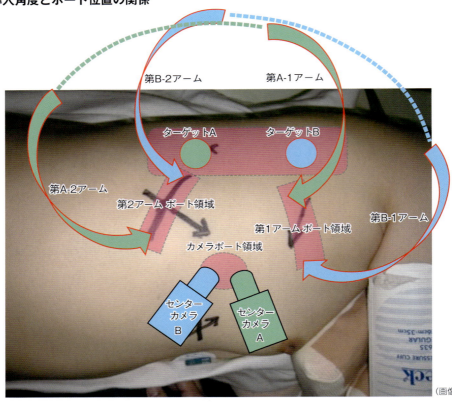

(画像は文献3より転載)

図5 体位・ポート位置：病巣が右後縦隔の場合

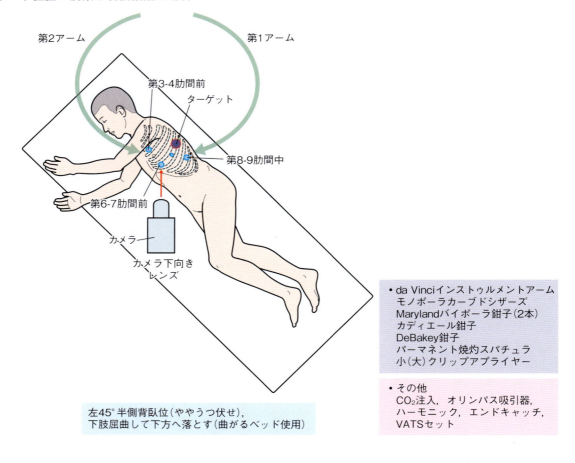

図6　体位・ポート位置：病巣が左後縦隔の場合

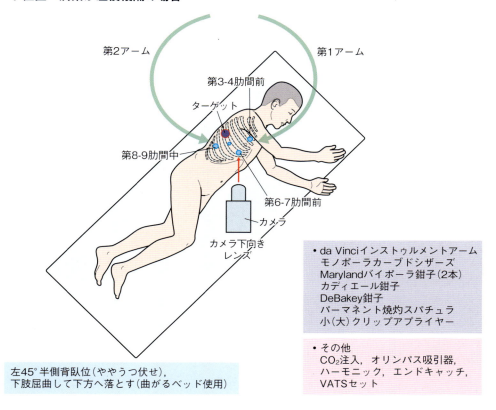

アドバイス：側臥位におけるアームの位置

側臥位では下肢の角度を台座で調節し健側（下側）に屈曲させることで，アームが骨盤（特に腸骨稜など）にあたらないように調整する（図7）。アームが患者の体に接触することで損傷することを防ぐ目的と，アームの可動域を広げる目的もあり，事前に調整しておくことが必要である。

図7　患者の術中ベッドの角度

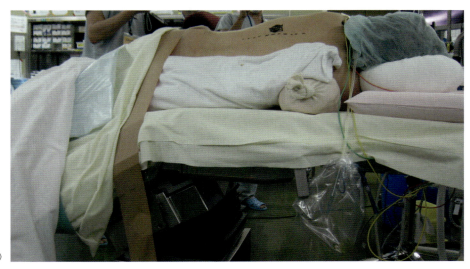

（文献3より転載）

手術症例

後縦隔腫瘍に対するda Vinci手術の実際の症例を紹介する。**図8**には各症例のにおけるCTやMRIの画像を，**表1**は手術所見，**表2**には体位とポートの位置などの情報を示した。実際の手術操作（胸腔内の手術操作）については動画を参考にしていただきたい。

図8 【症例1〜3】の画像所見
ⓐ：【症例1】，ⓑ：【症例2】，ⓒ：【症例3】

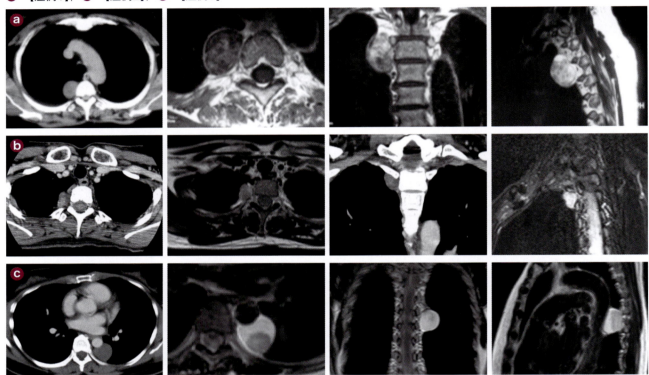

（文献3より転載）

表1 【症例1〜3】手術所見

症例	性別	年齢（歳）	診断	サイド	腫瘍位置	腫瘍サイズ（mm）	da Vinciセットアップ時間(min)	da Vinci所要時間(min)	出血量(mL)	ドレナージ時間(day)	術後疼痛(VAS)	合併症
1	女性	57	神経原生腫瘍（神経鞘腫）	右	Th3-4	42×30×23	9	61	5	1	0	なし
2	女性	38	神経原生腫瘍（神経鞘腫）	右	Th2-3	18×18×14	9	82	35	1	0	なし
3	女性	52	気管支原生嚢胞	左	Th8-9	31×30×27	8	54	5	1	0	なし

（文献3より引用改変）

表2 【症例1〜3】の体位・ポートの位置

症例	患者位置	da Vinci位置	カメラポート	カメラアングル	アームポート#1	アームポート#2	関連ポート
1	左半側背臥位（45°）	頭側10時方向	第6肋間前腋窩線上	下向き30°	第3肋間前腋窩線	第9肋間中腋窩線	第5肋間前腋窩線
2	同上	同上	同上	平行	同上	第8肋間中腋窩線	同上
3	右半側背臥位（45°）	頭側2時方向	同上	下向き30°	第9肋間中腋窩線	第4肋間前腋窩線	同上

（文献3より引用改変）

【症例1】右側傍椎体Th3-4に位置する神経原生腫瘍（神経鞘腫）(図9)

▶ 動画12：右側傍椎体Th3-4に位置する神経鞘腫

患者：57歳，女性。
da Vinci所要時間：61 min
出血量：5 mL
病理診断：神経鞘腫

　CT・MRIにて胸椎（Th3-4）に接した42×30×23 mmの類円形で境界明瞭な腫瘍を認めた。肋間神経（右第3）由来の神経原生腫瘍と考えられ，椎弓根から脊柱管内への腫瘍の進展は認められなかった。

手術所見

　患者を左半側背臥位（45°背臥位）に置き，ベッドをジャックナイフ頭下肢低位として骨盤（特に腸骨稜）がインストゥルメントと接触しないように調整を行った。
　da Vinciペイシェントカートを10時方向より導入（ロールイン）。
　第6肋間前腋窩線上に皮膚切開を置き，3D-HDカメラを挿入。第2アームを第9肋間中腋窩線にセットし，第1アームを第3肋間前腋窩線に置いた。アクセサリーポートは第5肋間前腋窩線に置く。
　胸腔内観察において胸水および肺や胸膜などの癒着は認められなかった。
　胸腔内にCO_2注入（圧：8～10 mmHg→high flow；計598L）することで視野良好となる。
　後縦隔Th3-4近傍に3～4 cm大の辺縁明瞭な弾性硬の表面平滑・透過性のある膜に覆われた腫瘍を認めた。第1アームにモノポーラカーブドシザーズをセットし，第2アームにMarylandバイポーラ鉗子をセットして腫瘍を切除する。腫瘍への流入血管を認め，血管用クリップにて2重クリッピングの後，切離する。腫瘍をエンドキャッチにて胸腔内から摘出する。カディエール鉗子（第2アーム）に変更し，止血後に生食水にて胸腔内を洗浄後，タココンブを切除面に貼付，さらにベリプラスト3 mLを噴霧。胸腔ドレーンを留置，型のごとく閉創し手術を終了する（ロールアウト）。

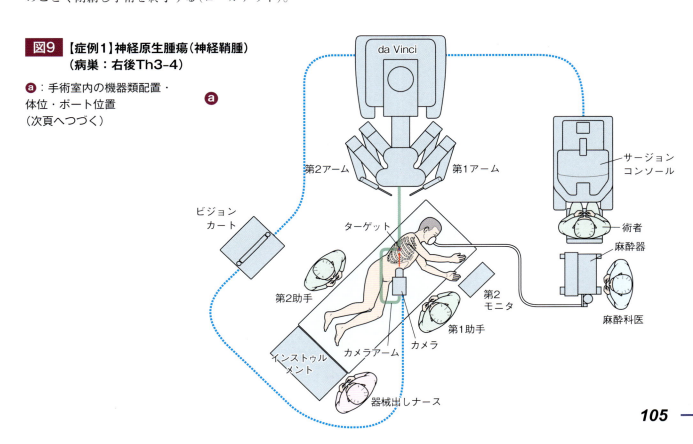

図9 【症例1】神経原生腫瘍（神経鞘腫）
　　　（病巣：右後Th3-4）

ⓐ：手術室内の機器類配置・
　　体位・ポート位置
　　（次頁へつづく）

図9 【症例1】神経原生腫瘍(神経鞘腫)(病巣：右後Th3-4)(つづき)

- **b**：体位・ポート位置
- **c**：実際の体位・ポート位置
- **d**：da Vinci手術の外観

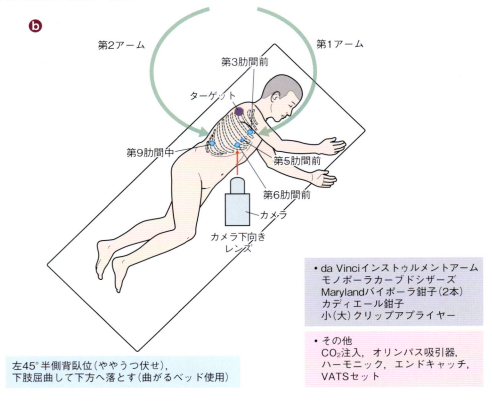

左45°半側背臥位(ややうつ伏せ)，下肢屈曲して下方へ落とす(曲がるベッド使用)

- da Vinciインストゥルメントアーム
  モノポーラカーブドシザーズ
  Marylandバイポーラ鉗子(2本)
  カディエール鉗子
  小(大)クリップアプライヤー

- その他
  CO_2注入，オリンパス吸引器，
  ハーモニック，エンドキャッチ，
  VATSセット

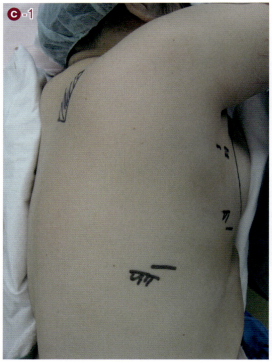

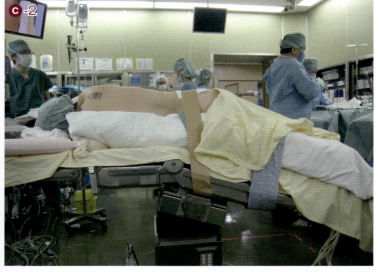

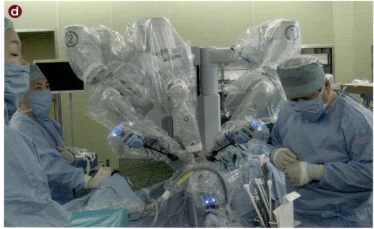

ⓔ：胸腔内の操作；①腫瘍全景，②腫瘍流入血管の遮断，③切除された腫瘍，④胸壁の腫瘍切除痕

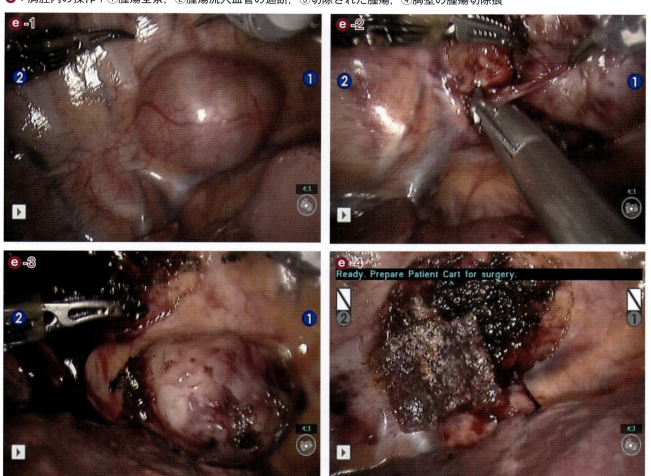

【症例2】右側高位椎体Th2-3に位置する神経原生腫瘍（神経鞘腫）（図10）

▶ 動画13：右側高位椎体Th2-3に位置する神経鞘腫

患者：38歳，女性。
da Vinci所要時間：82 min
出血量：35 mL
病理診断：神経鞘腫

CT・MRIにて胸椎（Th2-3）に接した18×18×14 mmの類円形で境界明瞭な腫瘤を認めた．肋間神経由来の神経原生腫瘍と考えられ，椎弓根から脊柱管内への腫瘍の進展は認められなかった．

手術所見

患者を左半側背臥位（45°背臥位）に置き，ベッドをジャックナイフ頭下肢低位として骨盤（特に腸骨稜）がインストゥルメントと接触しないように調整を行った．
da Vinciペイシェントカートを10時方向より導入（ロールイン）．

第6肋間前腋窩線上に皮膚切開を置き3D-HDカメラを挿入。

第2アームを第8肋間中腋窩線にセットし，第1アームを第3肋間前腋窩線に置いた。アクセサリーポートは第5肋間前腋窩線に置く。

胸腔内にCO_2注入（圧：8 mmHg→high flow；計256L）で視野良好となる。後縦隔第2肋間に2～3 cm大の血管・脂肪・胸膜に覆われた楕円球状の腫瘤を認めた。第1アームにモノポーラカーブドシザーズをセットし，第2アームにMarylandバイポーラ鉗子をセットして腫瘍周囲の胸膜を切開，鈍的鋭的に剥離を進めて腫瘍を切除する。腫瘍への流入血管に対しては血管用クリップにて2重クリッピングの後，切離する。第2アームをカディエール鉗子に変更し，止血を行い生食水にて胸腔内を洗浄後，タココンブを切除面に貼付，さらにベリプラスト3mLを噴霧。胸腔ドレーンを留置，型のごとく閉創し術式終了する（ロールアウト）。

アドバイス　後縦隔腫瘍における栄養血管の処理

後縦隔腫瘍では通常1～2本の太い栄養血管が流入しているのが確認できるため，周囲組織との剥離は慎重に進め，損傷しないように血管を処理することが重要である。

図10【症例2】神経原生腫瘍（神経鞘腫）（病巣：右後肺尖部近傍Th2-3）
ⓐ：手術室内の機器類配置・体位・ポート位置

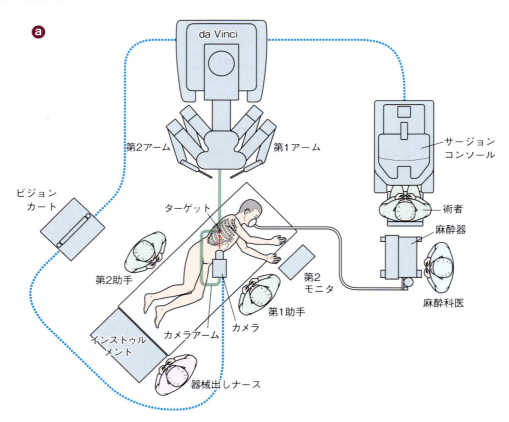

ⓑ：体位・ポート位置
ⓒ：実際の体位・ポート位置
ⓓ：da Vinci手術の外観
（次頁へつづく）

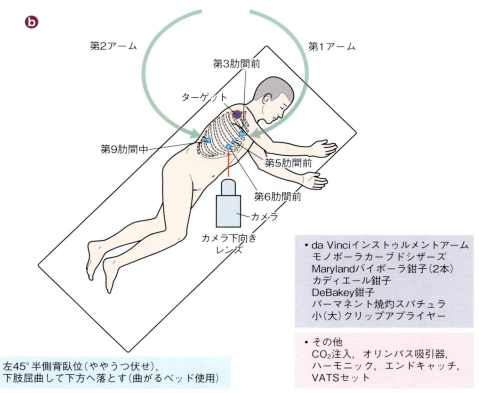

ⓑ

第2アーム　第1アーム
第3肋間前
ターゲット
第9肋間中　第5肋間前
第6肋間前
カメラ
カメラ下向きレンズ

左45°半側背臥位（ややうつ伏せ），下肢屈曲して下方へ落とす（曲がるベッド使用）

- da Vinciインストゥルメントアーム
  モノポーラカーブドシザーズ
  Marylandバイポーラ鉗子（2本）
  カディエール鉗子
  DeBakey鉗子
  パーマネント焼灼スパチュラ
  小（大）クリップアプライヤー

- その他
  CO_2注入，オリンパス吸引器，
  ハーモニック，エンドキャッチ，
  VATSセット

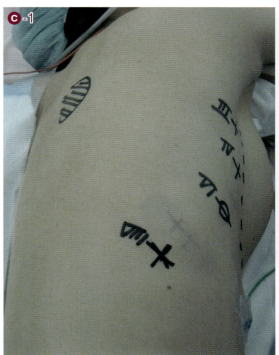

ⓒ-1

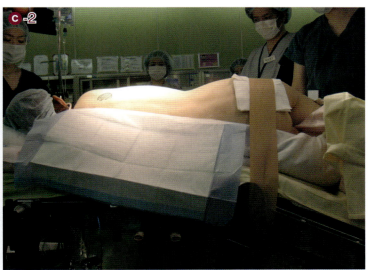

ⓒ-2

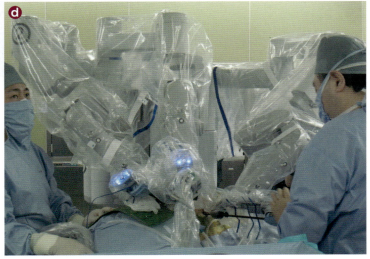

ⓓ

図10 【症例2】神経原生腫瘍（神経鞘腫）（病巣：右後肺尖部近傍Th2-3）（つづき）

e：胸腔内の操作；①腫瘍全景，②胸膜の全周性切離，③周囲組織からの剥離，④胸壁の腫瘍切除痕
f：術後の創部

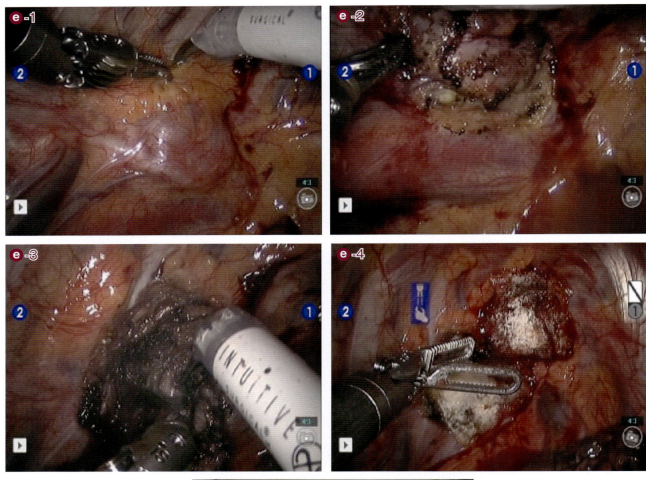

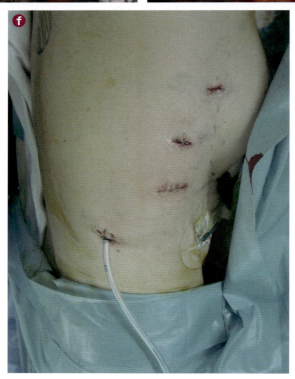

【症例3】左側傍椎体Th8-9と下行大動脈の間に位置する気管支原生嚢胞（図11）

▶ 動画14：左側傍椎体Th8-9と下行大動脈の間に位置する気管支原生嚢胞

患者：52歳，女性。
da Vinci所要時間：54 min
出血量：5 mL
病理診断：気管支原生嚢胞

CT・MRIにて下行大動脈の背側に接した31×30×27 mmの類円形で境界明瞭な腫瘤を認めた。腫瘤内の背側には濃度に異なった成分が認められ，嚢胞状腫瘤（気管支原生嚢胞）と考えられた。

手術所見

患者を右半側背臥位（45°背臥位）に置き，ベッドをジャックナイフ頭下肢低位として骨盤（特に腸骨稜）がインストゥルメントと接触しないように調整を行った。

da Vinciペイシェントカートを2時方向より導入（ロールイン）。

第6肋間前腋窩線上に皮膚切開を置き，3D-HDカメラを挿入。第1アームを第9肋間中腋窩線にセットし，第2アームを第4肋間前腋窩線に置いた。アクセサリーポートは第5，7肋間前腋窩線に2本置く。

胸腔内観察において肺と腫瘤間に胸膜癒着が認められた。また，腫瘤は下行大動脈の周囲組織とも癒着していた。

胸腔内にCO_2注入（圧：8〜12 mmHg→high flow；計344 L）で視野良好となる。

図11 【症例3】気管支原生嚢胞（病巣：左後大動脈近傍Th8-9）

ⓐ：手術室内の機器類配置・体位・ポート位置
（次頁へつづく）

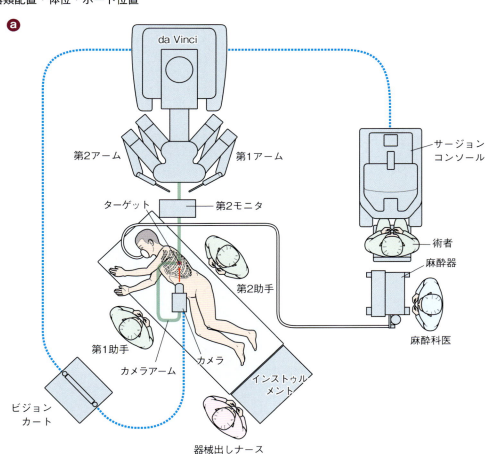

図11 【症例3】気管支原生嚢胞（病巣：左後大動脈近傍Th8-9）（つづき）

- **b**：体位・ポート位置
- **c**：実際の体位・ポート位置
- **d**：da Vinci手術の外観

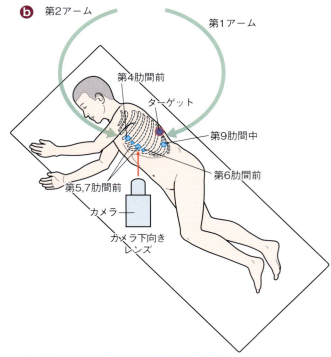

b 第2アーム／第1アーム
第4肋間前、ターゲット、第9肋間中、第6肋間前、第5,7肋間前、カメラ、カメラ下向きレンズ

右45°半側背臥位（ややうつ伏せ），下肢屈曲して下方へ落とす（曲がるベッド使用）

- da Vinciインストゥルメントアーム
  モノポーラカーブドシザーズ
  Marylandバイポーラ鉗子

- その他
  CO_2注入，オリンパス吸引器，ハーモニック，エンドキャッチ，VATSセット

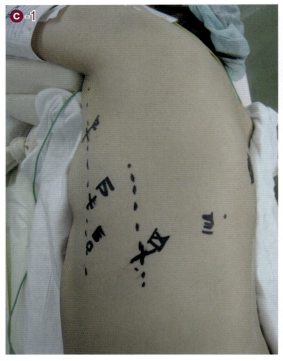

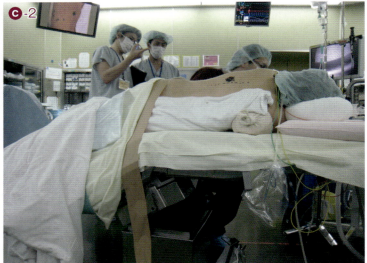

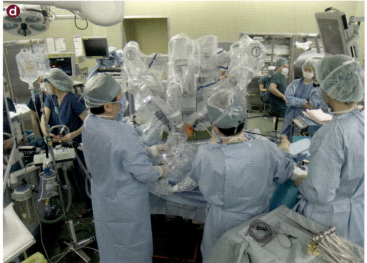

e：胸腔内の操作；①腫瘍全景，②腫瘍を剥離，③腫瘍内容物を吸引後，囊胞を切除，④腫瘍を切除後

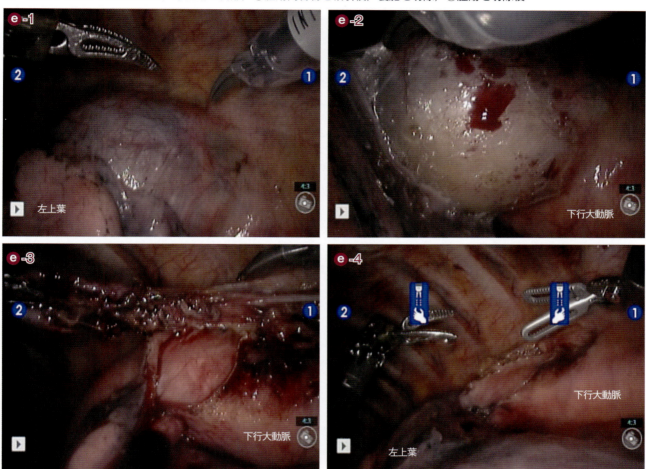

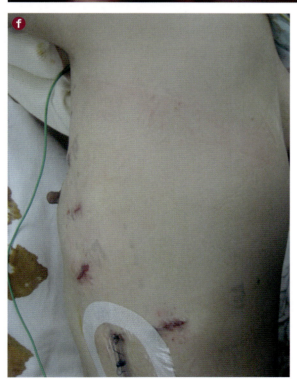

後縦隔Th7-8近傍に3cm大の辺縁明瞭な弾性硬の表面平滑で壁側胸膜に覆われた腫瘍を認めた。

　第1アームにモノポーラカーブドシザーズをセットし，第2アームにMarylandバイポーラ鉗子をセットして腫瘍を切除する。大動脈壁を損傷しないように慎重に腫瘍周囲の癒着を剥離し，内部の液体を排膿後，腫瘍全体を切離する。腫瘍をエンドキャッチにて胸腔内から摘出する。止血後に生食水にて胸腔内を洗浄後，肺からの空気漏れ（air learkage）のないことを確認する。胸腔ドレーンを留置，型のごとく閉創し術式終了する（ロールアウト）。

アドバイス：触覚欠如による事故回避のポイント

　ロボット手術に触覚が欠如していることは以前から指摘されている欠点であるが，実際の術野での操作に関しては，これまでに培ってきた経験と感覚，注意深い観察力があれば，よほど脆弱な組織でない限り，問題なく手術操作を進めることは可能である。むしろ憂慮すべき点は術野操作にあるのではなく，視野からはずれたときのアーム（先端のみでなく，胸腔内に挿入されているアーム全体を指す）の触覚の欠如にあると考えている。すなわちda Vinciのインストゥルメントの先端および関節などには触覚がないため，他臓器にアーム先端が接触しても術者には無自覚であり，ときとして重大な事故を起こす場合がある。通常は，インストゥルメントの交換やアームの先端が移動するたびに，必ずアーム全体をカメラで確認しながら操作を行うことを心がけていれば事故を回避できると考えている。

術後管理

術後管理は通常のVATSに準ずる。

合併症と対策

　合併症としてはVATSで行った場合と同様で，出血，肺損傷，胸壁損傷，神経損傷，髄液漏などが挙げられるが，その対策は通常のVATSに準ずる。

　ここではロボット支援手術における開胸コンバートに関する当院での基準（手術経過の評価方法と術式変更に関する判定基準）を提示する。患者の安全面を第1に考え，ロボット手術に際しての安全管理規定において手術時間，出血量によって手術経過を評価し，それぞれに関しての判定基準を下記のごとく設けている。

手術時間について

　当院呼吸器外科での通常の開胸手術による縦隔疾患手術の所要時間は3～5時間（麻酔時間を含む）である。どのような手術にも標準的なラーニングカーブがある（米国では，泌尿器科医がda Vinciを用いた前立腺摘除術を行う際の初回手術の平均手術時間は6時間とされ，同様に広汎子宮全摘術を婦人科医が行った場合の平均は6.5時間とされている）。その後，個人差はあるが20～30例を経験した時点で平均手術時間は短縮するとされる。当初より時間制限を厳しく設定することにより患者の安全面を第一に考え，縦隔疾患手術におけるda Vinciの使用時間制限（コンソール時間）を6時間とする。基本的に6時間の時点でda Vinci使用を中止し，通常の開胸手術に切り替える。6時間以前の段階であっても，呼吸器外科診療科長が術式変更を指示した場合は直ちにda Vinci使用を中止し，通常の開胸手術に切り替える。

出血量について

　従来の開胸手術でも患者側の要因(病巣のサイズ，周囲との癒着の程度，病巣の解剖学的位置，術前補助化学療法施行の有無，放射線治療の既往の有無，胸腔内手術の既往の有無など)で手術の難易度は変わり，術中出血量は各症例の状態によるところが大きい。当院規定でのロボット手術においては，手術時間とは関係なく出血量が1,000 mLに達した時点で術式を変更し，従来の開胸手術に切り替えることとする。出血量が1,000 mLに達していない場合でも，呼吸器外科診療科長が術式を変更する必要性があると判断した場合は，その指示に従い，直ちに従来の開胸手術に切り替える。

[術式変更に関する評価基準]
　①手術時間(コンソール時間)：6時間
　②手術出血量：1,000 mL
　③全身麻酔継続困難な状況が発生した場合
　④術中合併症によるロボット支援手術継続困難な状況が発生した場合
　　代替え術式：開胸による根治的腫瘍切除手術

[術式変更決定者]
　①術者
　②呼吸器外科診療科長
　③担当麻酔科医

課題

　将来的な対策として，触覚伝達技術の開発，しかも先端部のみでなく関節やアームに組織が触れた場合においても，感知可能な安全装置(フィードバック機能)の開発が望まれる。さらにメインカメラのほかに監視モニタなどの対応にて，可能な限り死角をなくすこともロボット支援手術の事故を防ぐことにつながると思われる。
　安全操作のためのデバイスを開発する以外にも，今後ロボット支援手術を進めていこうと考えている施設では，専門的な技術を習得した医師を育成することと，施設内における診療科をまたいだ安全管理システムの構築が必要不可欠と思われる。

●文献

1) Yoshino I, Hashizume M, et al. Video-assisted thoracoscopic extirpation of a posterior mediastinal mass using the da Vinci computer enhanced surgical system. Ann Thorac Surg 2002；74：1235-7.
2) Ng CS, Wong RH, et al. Recent advances in video-assisted thoracoscopic approach to posterior mediastinal tumours. Surgeon 2010；8：280-6.
3) Kajiwara N, Kakihana M, et al. Extended indication of robotic surgery for posterior mediastinal tumors. Asian Cardiovasc Thorac Ann 2012；30：308-13.
4) Cerfolio RJ, Bryant AS, et al. Operative techniques in robotic thoracic surgery for inferior or posterior mediastinal pathology. J Thorac Cardiovasc Surg 2012；143：1138-43.
5) Finley D, Sherman JH, et al. Thoracoscopic resection of an apical paraspinal schwannoma using the da Vinci surgical system. J Neurol Surg A Cent Eur Neurosurg 2014；75：58-63.
6) Pacchiarotti G, Wang MY, et al. Robotic paravertebral schwannoma resection at extreme locations of the thoracic cavity. Neurosurg Focus 2017；42(5)：E17.

―呼吸器外科ロボット支援手術実践マニュアル―

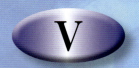

V

ロボット支援手術と合併症対策

Ⅴ ロボット支援手術と合併症対策

ロボット支援手術と合併症対策
Management of complications after robot-assisted thoracic surgery

春木朋広,中村廣繁,三和 健,谷口雄司

手術の概要

呼吸器外科ロボット支援手術(RATS)と合併症対策の概要

呼吸器外科は高い手術リスク,周術期合併症リスクを伴う領域であるため,ロボット支援手術(robot-assisted thoracic surgery;RATS)において,何より求められるのは「安全性」である。手術支援ロボットの特性を理解し,周術期合併症を予防するための工夫やトラブルシュートを心得ておくことは,安全に手術を進めるうえで非常に重要である。とりわけ出血のリスクに関しては,緊急時の対処法を十分に理解し,また平時よりその対処法をRATSチームと共有することが大切である。

呼吸器外科におけるRATSにおいて発症しうる周術期合併症の内容は,その対象疾患や手術術式が同様である限り,開胸・胸腔鏡などのほかのアプローチと同じであるが,RATSには特有の注意点がある。合併症予防のために行う術中の処置は,手術支援ロボットの特徴を十分に生かすことが大切である。本項では,合併症発症率を低下させ,より高い質の手術を目指すために留意すべき点について紹介する。

RATSの合併症:開胸・胸腔鏡アプローチとの比較

肺癌に対するRATSの合併症の内容や頻度については,Melfiら[1]の最初の報告に始まり,近年では特に開胸手術や胸腔鏡下手術(video-assisted thoracic surgery;VATS)とRATSとの比較検討という形で,欧米からの報告が蓄積されてきている。

比較的最近の大規模な研究に限ると,Dylewskiらが200例のRATSでの肺切除において,合併症発生率(morbidity)は26%で,合併症の内容としては,ドレナージが必要な胸水貯留(8.5%),遷延性肺瘻(7.5%),上室性不整脈(3.0%)などが主たるものであったと報告している[2]。

また,Cerfolioらによる106例のRATSと318例の開胸の肺葉切除症例の傾向スコア分析では,morbidityはそれぞれ27%と38%で,RATS群で有意に低いことを報告している[3]。主たる合併症の内容は,こちらも心房細動(11.3%),遷延性肺瘻(9.4%)などであった。

さらに近年,米国からSociety of Thoracic Surgeons Databaseを用いた,より大規模な比較分析がLouieらにより報告された[4]。本研究では,1,220例のRATS肺葉切除と12,378例のVATS肺葉切除で,いずれの周術期合併症においても,その発生率は両群に有意差を認めなかった。RATS群の主たる合併症としては,治療を要する心房細動(10.2%),遷延性肺瘻(10.0%),胸腔ドレーン再挿入を要する気胸(4.2%)などであった。さらに本研究では,術後出血による再手術が,有意差は認めないもののVATS群に比べRATS群でその頻度が低かったことに触れており,この要因として,RATSでの繊細な手術器具の操作でこまめに止血できることや,RATSで頻用するバイポーラーでよりよい止血が得られることを挙げている。

しかしながら，その一方で，同じく米国の大規模後方視的研究で，2,498例のRATS肺葉切除と37,595例のVATS肺葉切除の比較分析では，周術期死亡率や全合併症率は両群で変わらないが，RATS群において，術中の医原性合併症，特に術中の血管損傷による出血のリスクがVATS群より高いことが示された(調整オッズ比：2.64, 95％信頼区間：1.58〜4.43)[5]。

RATS全体でみても，泌尿器手術や消化器一般外科手術に比べ，胸部外科手術(心大血管手術を含む)では開胸コンバート率が16.8％と高いことが報告されており[6]，主たる原因は血管損傷による出血であることが示唆される。

わが国からは，2014年に9施設から集積された肺癌に対するRATSの60症例の成績が報告され，術後合併症発生率は6.7％(4例)ときわめて低く，そのなかでも特にGrade 3以上の呼吸器合併症を軽減できる可能性が示唆される結果であった[7]。しかし，これはわが国のロボット手術導入初期の症例におけるデータであるため，一定の選択バイアスがあったことには留意する必要がある。

RATSの術中合併症とその対策

前述のとおり，RATSにおいて発症しうる術中合併症の内容は，開胸・胸腔鏡などほかのアプローチと同様である。しかし，合併症を起こさないための工夫や，合併症が起きた際の対処という点では，RATSならではの方法があるため留意する必要がある。

Kocherらは，RATSでの肺葉切除で起こりうる術中合併症と，それらに対する具体的なトラブルシューティングを**表1**のように報告している[8]。彼らは，こうした対応策を十分に心得ることで，単に安全な手術を担保するだけでなく，手術時間を短縮し，最終的には患者の予後延長によい影響を及ぼすことができると述べている。

RATSにおいて発症しうる，主たる術中合併症は下記のとおりである。
①血管損傷による出血
②気道損傷・肺損傷
③胸壁損傷
④神経損傷
⑤胸管損傷

RATSを行ううえで留意しておくべき，各合併症のピットフォールやトラブルシューティングについて紹介する。

血管損傷に対するトラブルシューティング

いかなる呼吸器外科手術においても血管損傷には細心の注意を払うべきであるが，RATSではさらなる注意が必要であることはいうまでもない。末梢の細い分枝からの小出血(minor bleeding)は，コットンなどによる圧迫止血，電気メスのソフトコアグラモードなどによる凝固止血によって十分に対応可能である。

一方で，自動縫合器使用時や結紮時における肺動静脈の太い分枝の損傷(引き抜き損傷や亀裂損傷など)による大出血(major bleeding)では，通常のVATSと同様に，段階的な対応で的確に止血を行うことが重要である。

図1にRATSにおける出血マネジメントのアルゴリズムの1例を示す。出血時の初期対応としてまず何よりも重要なのが視野の確保である。胸腔鏡を用いた手術では，出血の勢いが激しい場合に血液の飛沫がスコープ先端に飛んで画面が見えなくなる，いわゆる"red out"の状態となることがある。RATSでこのような状況になった場合，コンソール医師をはじめとする全スタッフが慌ててしまい，冷静な対応ができなくなることが予想される。

表1 RATSにおける問題点と解決法

	問題点	解決法
1	ロボットアーム同士の衝突 カメラアームの可動制限	・ロボットアームの近位関節の角度を変える ・カメラの斜視角を変更する(アッパー・ダウンアングル) ・側胸部の下にある枕を高くして体を折る(特に女性の場合)
2	インストゥルメントが届かない領域がある	・インストゥルメントやその機能をスイッチする ・ロボットアームの近位関節の角度を少し変える
3	カメラのレンズ汚れ	・カメラを抜去して,ポート周囲の出血を確認する ・ポート孔をガーゼで拭く ・トロカーを交換する
4	血管周囲でステープラーを扱う際のトラブル	・ほかのポートからの挿入を試みる(ストレートな鉗子で挿入方向を確認) ・ステープラーの角度を適切に曲げる ・血管を通す際に少しローテーションする ・ステープラーを通す反対側からガイドして,アンビルを通すのを助ける ・肺の牽引方向や,ベッセルループの牽引方向を変更する ・カーブドチップ型のステープラーを用いる ・短いシリコンカテーテルをアンビルの先端に装着してガイドする ・中等度サイズの血管は結紮切離する ・細い血管はベッセルシーラーで切離する
5	気管支周囲でステープラーを扱う際のトラブル	・気管支のサイズが太ければ,開胸用のリニアステープラーを用いる(アシストポートを広げる必要がある)
6	エアリーク	・肺実質を愛護的に扱い,肺の挫滅を防ぐ ・肺実質は"把持する"より"圧排する"ほうがよい ・把持が必要であれば,ガーゼを被せて把持する ・エアリークテストの際に肺全体を水の中に浸す ・ステープリング・クリップ・縫合などによりエアリークを止める ・不全分葉の際は,気管支先行処理を行い,葉間形成を最後に行う
7	小出血	・広い範囲のウージングには,止血用シート貼付や圧迫をする ・肺動脈からの出血には,コットンやガーゼ,止血用シートなどを用いて数分間圧迫する(小出血であれば,圧迫のみで止血できる)
8	大出血	・ガーゼや肺実質により出血部位を圧迫する ・ロボット用吸引器を使用,またはポートを追加して助手が吸引嘴管で吸引する ・出血部をクリッピングや縫合閉鎖して止血する ・開胸コンバート法:①助手がスポンジで圧迫,クランプ,あるいは術者が出血している血管をロボット鉗子で把持,②ロボットアームを適所に置いたまま開胸

(文献8を和訳して引用)

しかし,そのなかでも助手は常に冷静さを保ち,迅速にロボットのカメラアームから胸腔鏡を抜き,先端の血液を拭き取って再度挿入する。

また,このような非常事態に備えて,通常の胸腔鏡もいつでも使えるようにスタンバイしておく必要がある。

視野の確保に問題がなければ,出血点を的確にとらえ,そこをコットンやロールガーゼで数分間圧迫する。状況によっては肺実質で圧迫するのもよい。この際,コンソール医師がロボットアームを操作し圧迫止血してもよいが,即座に出血に対応するという点,後の手術支援ロボットのロールアウトに備えるという点においては,助手が先行してソラココットンで出血点を圧迫し,コンソール医師は肺実質や周囲組織を展開し出血点の視野を確保することに専念するほうがよい場合もある。出血の場所や程度などの状況を瞬時に判断し,最も適切な対処を行うようにする。

小さい血管損傷によるminor bleedingであれば,圧迫のみで出血の一次制御は得られるが,大きな損傷によるmajor bleedingであればそうはいかない。どのような出血であれ,止血が得られた場合でも,後の手術操作中の再出血を防ぐために出血点にはタコシール®などの生物学的組織閉鎖剤を貼付することが推奨される[9]。アシストポートからソラココットンでタコシール®を出血点にうまく運ぶことができ,コンソール医師と連動してそれを貼付できるようであれば,開胸コンバートすることなくRATSのまま止血操作が可能である。

図1 RATSの出血マネジメントにおけるアルゴリズム

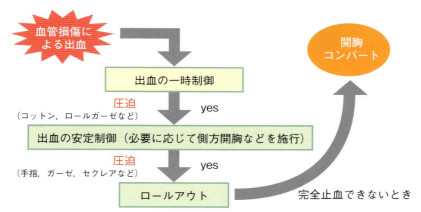

最近では，内視鏡手術用にロールタイプのタコシール®も発売されており，10 mm程度のポートからでも容易に胸腔内に運ぶことはできる．しかし，視野が悪い場合や出血のコントロールが悪い場合などは，無理をせず開胸コンバートを行ったほうがよい．一般的に，2度タコシール®の貼付に失敗するようであれば，躊躇なく開胸コンバートをするべきである．

アドバイス：緊急ロールアウトにおける2通りの方法

術中に出血などによりコンバートするときの方法には，以下の2通りある．
①助手が出血をある程度コントロールできた時点で，直ちにロールアウトする（緊急ロールアウト法）．
②助手が前方アームを1本跳ね上げて胸壁にスペースを作成して開胸し，出血が完全にコントロールできた時点でロールアウトする（ここでは前方アーム跳ね上げ法とよぶ）．
①は緊急のロールアウトであるため，不安定な出血のコントロールの状況ではリスクも伴う．②は確実に出血をコントロールできれば安心してロールアウトできる．

図1のアルゴリズムは②の方法を示しているが，①か②は出血の状況によって，対処法を考えるとよい．①と②の長所，短所を下記の表2に示すので，両方法を熟知しケースに応じて使い分けるべきである．

表2 緊急ロールアウト法と前方アーム跳ね上げ法の利点と欠点

	緊急ロールアウト法	前方アーム跳ね上げ法
利点	・開胸操作が容易 ・開胸後もスムーズに止血操作を行える	・開胸や確実な出血制御までが早い ・コンソール医師と協働できる
欠点	・開胸までがリスク時間 ・日ごろからトレーニングする必要がある	・開胸操作が行いにくい ・開胸部位が限定される ・1人で開胸する必要がある

図2　開胸コンバートのシミュレーション（側臥位）

ⓐ：側臥位での開胸コンバートは第5肋間で行う。
ⓑ：インストゥルメントを抜去し，➡のアームを1本跳ね上げる。
ⓒ：創を延長して開胸する。
ⓓ：コンバートした創に開胸器をかけて止血し，その後ロールアウトする。

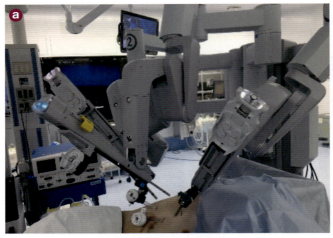
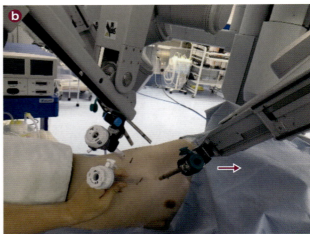
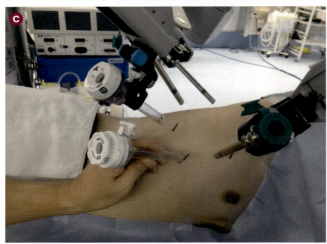
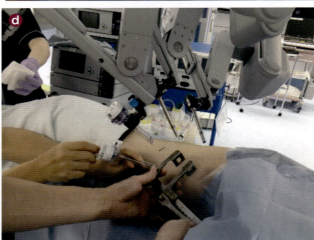

アドバイス：呼吸器外科手術時の吸引嘴管

　出血時の視野確保に吸引嘴管は欠かすことができない．吸引嘴管は2本（2ステーション）をスタンバイするとよい．大量出血時は2本使用して迅速に血液を吸引する．また，仮に1本が詰まっても，もう1本で血液吸引を続けることができる．先端にボール電極が付いた吸引凝固嘴管（サクションボール・コアギュレーター）であれば，吸引とともに小出血をソフト凝固で止血もできるが，吸引力は弱い．

　開胸コンバートの方法は，肺癌手術においてはVATSの場合と同様，第5肋間にあるカニューレ創を延長する形の側方開胸を行う（図2）．ただしポート位置は，手術支援ロボットの種類や施設によっても異なるので，あらかじめコンバートラインは想定しておいたほうがよい．肺動脈中枢のテーピングなど，前方から肺門部を露出しなければならない状況が多いので，前方へ創を延長する前側方開胸が好ましい．RATSの場合はカニューレからロボットアームを引き上げてスペースを確保する必要がある分，対応が遅れてしまう可能性があるので注意する．

図3 開胸コンバートのシミュレーション（仰臥位）

ⓐ：仰臥位での開胸コンバートは第3肋間前方で行うため，あらかじめコンバートラインを設定しておく．
ⓑ：インストゥルメントを抜去し，➡のアームを1本跳ね上げる．
ⓒ：胸骨正中切開をするのは難しい．第3肋間で前側方開胸を行う．
ⓓ：コンバートした創に開胸器をかける．

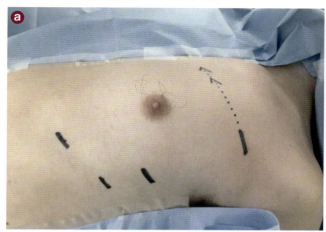
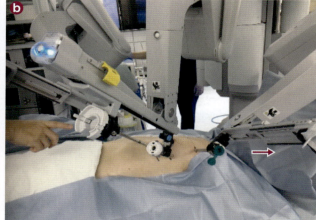
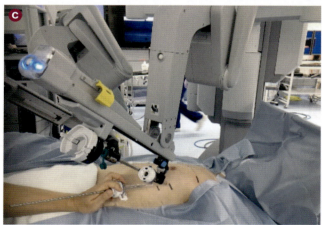
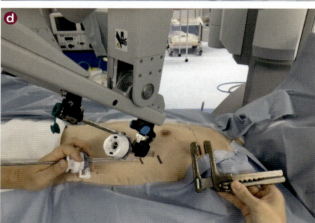

　助手も，ロボットをロールアウトしていない状況では，立ち位置を確保するのも困難であり，無理な体勢での開胸コンバートを強いられる．

　このような状況の多くはRATSから開胸手術への切り替えが必要な場面なので，外回りの看護師や臨床工学技士は，この開胸コンバートの最中にロボットのロールアウトの準備を進める．

　胸腺摘出術など仰臥位で行う手術で，大動脈・大静脈などの大きな損傷や，腫瘍の広範囲浸潤などにより胸骨正中切開のコンバートを必要とする場合がまれにある．しかし，RATSではアームによりスペースが確保できないために，即座に胸骨正中切開を行うことはしばしば困難である．出血に対しては，第3肋間のカニューレ創を延長し側方開胸を行って出血をソラココットンなどでコントロールしたうえで，手術支援ロボットをロールアウトする（図3）．その後必要に応じて胸骨正中切開を行う．剣状突起下アプローチは，胸骨正中切開への移行が側胸アプローチよりも容易という利点がある．

　開胸コンバート後は，出血の大きさによってどのように対応するかを判断する．肺動脈第1分枝の大きな損傷などであれば，当然ながら心膜を切開し，主肺動脈のテーピングとクランプが必要となる．開胸の大きさ，肋骨を切離するかどうかも，状況に応じて判断する．損傷部位が大きい場合などは，中枢をクランプ後にプロリン糸などで縫合閉鎖する．

図4 RATSにおける肺損傷部の縫合閉鎖

ⓐ：広範囲の葉間の肺損傷部(＊)に対してサクションボールコアギュレータでソフト凝固を行う。
ⓑ：肺実質・胸膜損傷を縫合閉鎖する。
ⓒ：3-0バイクリル®糸による連続縫合を行う。
ⓓ：糸を牽引する際の力加減に注意する。

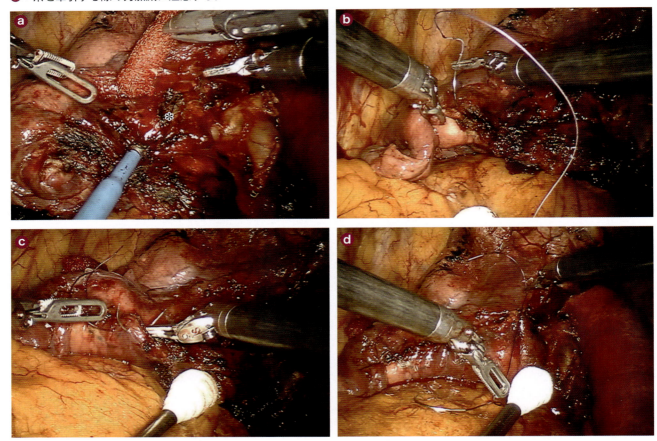

気道損傷・肺損傷に対するトラブルシューティング

　中枢気道(気管・気管支)損傷に対しては，損傷の程度に応じた対応が必要であるが，多くは電気メスやエネルギーデバイス，鋭的な鉗子による損傷であり，軽度のものであれば数針の縫合閉鎖で修復可能であることは多い(図4)。

　縫合は手術支援ロボットの得意とする操作であることを考えると，的確に損傷部位と損傷程度を評価でき，視野の展開も可能であれば，開胸コンバートすることなく，RATSのままで損傷部位を縫合閉鎖することも可能である。

　しかし，この場合，ロボットの鉗子では触覚が欠如しているため，縫合結紮時の糸の張力を調節する際は十分に注意する。また，糸によるカッティングで損傷部位を広げることにならないよう，運針の際にも十分に注意する。当然のことながら，特に主気管支損傷においては，留置されているダブルルーメンチューブのバルーンを縫い込まないようにバルーンを縮ませるなどの配慮が必要である。

　視野展開が困難なとき，RATSでの操作に困難を感じる際などは，開胸コンバートを躊躇してはならない。

図5 RATSにおける胸壁損傷

ⓐ：椎体側面の壁側胸膜損傷部(➡)。上縦隔郭清時に鉗子の柄が接触したことによる。
ⓑ：電気メスボール電極のソフト凝固で止血。
ⓒ：胸腺摘出時，切離した右内胸静脈と周囲の胸壁損傷。シーリングした静脈断端から再出血している(▶)。
ⓓ：ベッセルシーラーで止血を得た。

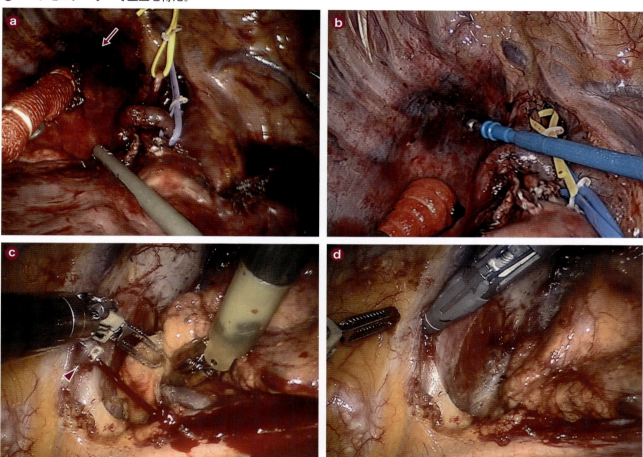

> **アドバイス：RATSでの縫合操作**
>
> RATSでは鉗子にもコストがかかる。縫合の際は専用のニードルドライバーを用いるのが理想であるが，DeBakey鉗子やカディエール鉗子でも十分に針糸を把持して縫合操作を行うことはできるので，平素より縫合操作をトレーニングしておくことは大切である。

　肺損傷も同様に，損傷の程度に応じた対応が必要である。軽度の胸膜損傷であれば，電気メスのソフトコアグラモードで凝固修復が可能である。しかし，広範囲の胸膜損傷，肺損傷で重度の肺瘻が予想される場合，またはシーリングテストで肺瘻を認めた際には，損傷部の縫合閉鎖を行うほうがよい。前述のように，縫合はロボットの得意とする操作であるため，広範囲であっても修復は比較的容易であり，VATSよりも手早く行うことができる。
　範囲が小さい場合は結節縫合やZ縫合，範囲が大きい場合は連続縫合を行う。糸は状況によって使い分ければよいが，バイオシン™(合成吸収性モノフィラメント縫合糸)やバイクリル®(合成吸収性ブレイド縫合糸)などを用いることが多い。結び目を作らないV-Loc™を用いるのもよい。状況に応じて，縫合後に，PGAシートと組織接着用血漿分画製剤でさらなる胸膜補強を行ってもよい。

図6　RATSにおける神経の確認
ⓐ：ロボット支援胸腔鏡下左上葉切除後。左反回神経の走行（＊）を確認できる。
ⓑ：拡大胸腺摘出の際の，対側縦隔胸膜切離後に左横隔神経の走行を確認し（➡），左上下極の切離を行う。

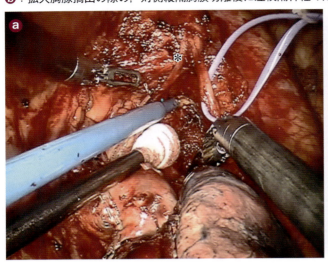
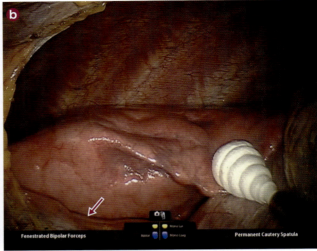

胸壁損傷に対するトラブルシューティング

　RATSにおいては，ときに拡大視野で鉗子操作を行っていると，ブラインドサイトとなる鉗子の柄の部分で胸壁を擦って損傷することがある（図5）。肺葉切除では椎体前面の壁側胸膜や肋間動静脈の損傷，胸腺摘出術では前胸壁を走行する内胸動静脈の損傷が多い。軽度の胸膜損傷であれば問題ないが，後出血の原因となるような血管損傷であれば，結紮やクリッピング，シーリングなど適切な止血処置を行っておく必要がある。

神経損傷に対するトラブルシューティング

　VATSと同様に，肺葉切除では特に縦隔リンパ節郭清の際の神経損傷に注意する。3D視野でかつ拡大視効果を利用すれば，反回神経の走行などは明瞭に認識できる（図6ⓐ）。神経周囲組織の剥離の際も，鉗子操作の手ブレがないため，正確に行うことができる。

　重症筋無力症合併胸腺腫での拡大胸腺摘出では，対側の縦隔胸膜を切開した際に対側横隔神経の走行を確認し，これを損傷しないように左胸腺の切離を行う。30°斜視内視鏡を用いる場合は，"見下ろし"の角度にして対側横隔神経を確認するとよい（図6ⓑ）。

図7 緊急時ロールアウトのシミュレーション

ⓐ：BIOTEXTURE®胸郭モデルを用いて，RATSでの緊急ロールアウトシミュレーションを行っている。
ⓑ：外回り看護師と臨床工学技士でロールアウトの手順を確認している。

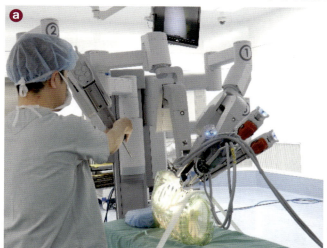
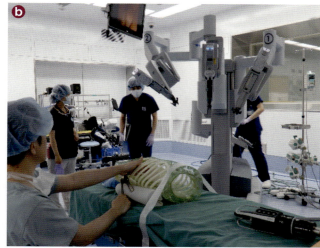

胸管損傷に対するトラブルシューティング

胸管損傷についても，開胸，VATSのときと対応は変わらない。縦隔リンパ節郭清や胸腺摘出術の際は，術後乳び胸が発生しやすい部位（右：上縦隔の下端付近の気管前面，気管分岐部下の食道付近/左：大動脈上縁の鎖骨下動脈，総頸動脈の根部付近）の索状物については，電気メスの凝固切離だけでなく，クリッピングをしておくほうがよい。助手がリガクリップ®などを用いてクリッピングするのもよいが，RATSでは，クリップアプライヤを用いて自在な方向から的確にクリッピングすることもできる。索状物に厚みがある場合などは，クリッピング後に超音波凝固切開装置やベッセルシーラーで凝固切離すると安心できる。

RATSチームで取り組む合併症対策

RATSはコンソール医師のみが行うソロサージェリーではない。とりわけ呼吸器外科手術は，わずかなミスが致命的になることもあるため，常日ごろから麻酔科医師や，メディカルスタッフ，特に手術室看護師と臨床工学技士とは綿密に連携をとり，手術前に重要事項についての確認を怠ってはならない。さらに，前述のような術中の重篤な出血時に備えて，定期的に緊急ロールアウトのシミュレーションを行っておくことが重要である。

緊急時ロールアウトのシミュレーション（図7）は，コンソール医師，助手が，麻酔科医師，手術室看護師，臨床工学技士とともに行う。開胸時に助手がどのようにスペースを確保するか，速やかにロールアウトができるかどうかなどについて確認する。

また，表3のように，緊急時の職種別役割分担表を作成し，シミュレーションの際にはそれぞれの役割を確認することが重要である。

> **アドバイス：ロールアウトのシミュレーション**
>
> 出血時に限らず，術中に予期せぬトラブルが起きた際や，機器のトラブルがあった際など，ロールアウトを行う場面はRATSでは必ずありうる。手際よくロールアウトができる（30秒以内できれば15秒以内）ようにするためには，半年に1回はロールアウトのシミュレーションを，RATSにかかわるスタッフ全員（外科医，麻酔科医，看護師，臨床工学技士など）とともに行うことが理想である。実際にロボットのペイシェントカートを用いて行うほうがイメージを作りやすいので，通常のRATSの終了後に行うとよいが，時間がない場合は，各スタッフの緊急時における役割分担を確認するだけでもよい。チーム内で普段から密にコミュニケーションを取り，チームメンバー間での『報告・連絡・相談（ほうれんそう）』を怠らないようにしておけば，トラブルの際もスムーズに対処できる。

表3 緊急時の職種別役割分担表

イベント	コンソール医師	第1助手	第2助手	麻酔科医	器械出し看護師	外回り看護師	臨床工学技士
重大出血発生	ロールガーゼで出血点の圧迫	コットンで出血点の圧迫	開胸準備	責任医師へ連絡/Vライン追加/人員確保（外科医を含め）	開胸準備	ナース人員確保/大量出血用カートの準備	VATSカメラ準備
止血状況判断	一次止血確認	一次止血確認	一次止血確認	バイタル確保/血液ガス分析	出血量確認	出血量の計測	CO₂送気を医師に確認
止血（操作）前の準備	鉗子1本をフリーにする	鉗子を抜去後アームを上げる	鉗子を抜去後アームを上げる	輸血準備/輸血検査用血液採取		輸血準備	急速輸液加温装置の準備
側方開胸	ロールガーゼの圧迫維持	第3～5肋間での側方開胸	コットンの圧迫維持	低体温の予防	開胸器/ガーゼ準備		PCPS，人工心肺
安定止血の確保	鉗子をフリーにする		手指，ガーゼなど	バイタル確認	出血量確認	出血量の計測	
ロールアウト		鉗子・カニューラをはずす	鉗子・カニューラをはずす	換気維持/輸血装置の準備	アンドックの補助	速やかにロールアウト	速やかにロールアウト
止血操作		止血操作（血管確保，クランプなど）	止血操作（血管確保，クランプなど）	必要であれば輸血	大開胸・胸骨正中切開準備	大開胸・胸骨正中切開準備	
完全止血	術野に参加	必要時は開胸創を延長し完全止血	必要時は開胸創を延長し完全止血	必要時は麻酔器の移動	開胸器具のサポート		麻酔器移動のサポート

● 文献

1) Melfi FM, Menconi GF, et al. Early experience with robotic technology for thoracoscopic surgery. Eur J Cardiothorac Surg 2002；21：864-8.
2) Dylewski MR, Ohaeto AC, et al. Pulmonary resection using a total endoscopic robotic video-assisted approach. Semin Thorac Cardiovasc Surg 2011；23：36-42.
3) Cerfolio RJ, Bryant AS, et al. Initial consecutive experience of completely portal robotic pulmonary resection with 4 arms. J Thorac Cardiovasc Surg 2011；142：740-6.
4) Louie BE, Wilson JL, et al. Comparison of video-assisted thoracoscopic surgery and robotic approaches for clinical stage I and stage II von-small cell lung cancer using the society of thoracic surgeons database. Ann Thorac Surg 2016；102：917-24.
5) Paul S, Jalbert J, et al. Comparative effectiveness of robotic-assisted vs thoracoscopic lobectomy. Chest 2014；146：1505-12.
6) Alemzadeh H, Raman J, et al. Adverse events in robotic surgery：A retrospective study of 14 years of FDA data. PLoS One 2016 Apr 20. eCollection 2016.
7) Nakamura H, Suda T, et al. Initial results of robot-assisted thoracoscopic surgery in Japan. Gen Thorac Cardiovasc Surg 2014；62：720-5.
8) Kocher GJ, Schmid RA, et al. Robotic lobectomy：tips, pitfalls and trouble shooting. Eur J Cardiothorac Surg 2014；46：e136-8.
9) Haruki T, Nakamura H. Response to intraoperative bleeding during video-assisted thoracoscopic surgery. J Vis Surg 2018（in press）.

─呼吸器外科ロボット支援手術実践マニュアル─

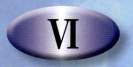

ロボット支援手術の課題と今後の展望

VI ロボット支援手術の課題と今後の展望

ロボット支援手術の課題と今後の展望
Present issues and prospects for robot-assisted thoracic surgery

須田　隆

手術の概要

　ロボット支援手術は，従来の開胸・胸腔鏡手術と比較して，より精度の高い手術手技を可能とし，人間の手で行う胸腔鏡手術(video-assisted thoracic surgery ; VATS)では実現できなかった高度な手術を低侵襲に行いうる高いポテンシャルを有する。安全性に関しても一定の評価を受けており，近年良好な長期成績も報告されている。今後は，ロボット支援手術のVATSと比較した患者側の利益を証明する必要がある。ロボット工学の発展は，今後より低侵襲でより高精度な手術を可能にするだろう。

　手術支援ロボットの1つであるda Vinciサージカルシステム(Intuitive Surgical社)は，多関節をもつロボットアームと鮮明な三次元画像を有した手術支援システムである。da Vinciロボット支援手術の利点は，双眼鏡での真の3D画像と多関節を有する鉗子の使用から可能になる手術手技における正確性と高い操作性にある。特に，胸腔内での多関節の存在は，自然な方向での剥離・縫合操作を可能にする。これは，人間の手で行うVATSにおける直線的な器具での操作と比較して大きな利点である。血管吻合を含む縫合操作手技は，VATSでは困難であるが，ロボット支援手術では容易に行いうる。本稿では，呼吸器外科ロボット支援手術における現状のシステムと手技の課題と今後の展望について述べる。

ロボット支援手術におけるシステムと手術手技の課題

　da Vinciサージカルシステムは，優れたロボットシステムであるが，いくつか課題がある。現時点で考えられるシステムの問題点について述べる(表1)。
　ロボット支援手術の最大の欠点は，触覚がないことといわれる。鉗子で臓器を触っても，硬いか柔らかいかわからない。糸を結紮した場合も糸の締まり具合はわからない。よってこれらは視覚で補わなくてはならない。慣れてくると，硬さも視覚である程度はわかるし，糸の締まり具合は糸の結び目の形状と大きさで判断できる。触覚がないことにおいて気を付けなくてはならないことの1つは，見えないところで鉗子を動かさないことである。リトラクションアームの把持している鉗子は画面の視野外となることが多いが，鉗子の先端を確認しないで見えないところで動かしてしまうと，鉗子の先や関節が臓器や胸壁にあたって損傷させる可能性がある。もし損傷しても術者は触覚がないことから，まったく気が付かない。また初心者は，リンパ節などの深い場所に位置する組織を把持したときに，つい引っ張りすぎてしまい組織を裂いてしまうことがある。これも引っ張りすぎているという触覚がないことによる弊害である。現在ロボットに触覚を搭載する研究が多く行われており，すでにFDAに認可された触覚のあるロボットシステムも開発されている。触覚がわかるシステムのこれからの発展に期待したい。
　特に肺葉切除のときに感じることであるが，縦隔の呼吸性変動が大きく感じ，血管鞘の把持が難しいことがある。これはda Vinciサージカルシステムのカメラの視野が10倍ズームになっていることが一因である。また，10倍ズームであることから遠景で見ることが難

表1 呼吸器外科領域におけるda Vinciロボット手術の利点と欠点

利点	欠点
・真の三次元画像 ・生理的振戦の除去 ・人間の手関節と同様に動く関節のある鉗子	・触覚の欠如 ・ポートの数が多くなる ・コストがかかる

しい。等倍で見ることができるよう改善が望まれる。

器具に関しては，Maryland鉗子は先端がシャープすぎると感じる呼吸器外科医が多い。呼吸器外科手術に適した鉗子の開発を期待したい。また，da Vinciロボットシステムのベッセル シーリング システムであるベッセルシーラーは，先端が剥離操作に向いた形状ではなく，シーリングに要する時間が長い。関節のあるステープラーは，より自然な方向での操作が可能になっているが，まだ動く範囲に制限があり，ステープリングにも時間がかかる。しかしながらこれら器具に関する問題点は近い将来すべて解決可能と思われる。

人間の手で行うVATSは，3～4カ所のポートを挿入して行う施設が多く，最近では単孔式手術も広まりつつある。現在のロボット支援手術では4～6カ所のポート挿入が必要である。今後，単孔式手術用のロボットシステムの応用などによりポートの数を減らす必要がある。

コストがVATSよりもかさむことはこれから解決しなくてはならない大きな課題の1つである。今後，ロボット支援手術件数が増加すれば器具のコストも下がるかもしれない。また，新しい企業の参入によってコストの軽減が期待される。

ロボット支援手術の教育

ロボット支援手術の課題の1つにロボット支援手術の教育が挙げられる。新しい手技であるロボット支援手術は安全に導入されなくてはならない。da Vinciサージカルシステムは，コンソールを2つ使用したデュアルコンソールでの手術が可能である(図1)。

図1 デュアルコンソール

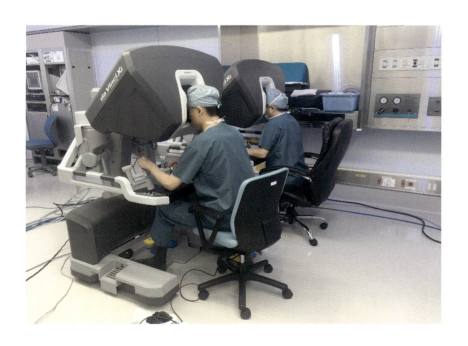

図2 指導医によるポインターでの指示画面

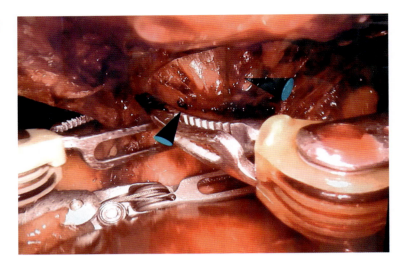

　コンソールを2つ使用することにより，術者が修練医であった場合，指導者はポインターで術者とモニタ上で指示でき（図2），適時術者と操作を変わることができる。
　また，施設として最初にロボット手術を導入する場合でも，最初は経験のあるロボット手術の指導者（プロクター）を招聘して手術を行うことになるが，デュアルコンソールがあれば，効果的な手術指導を受けることが可能となる。デュアルコンソールの使用は，教育の面で大変有用である。ロボット支援手術を始めるにあたっては，ロボットシステムに習熟することはもちろんのこと，事前に手術チーム全員でシミュレーションを行うこと，外科医はロボット支援手術手技の動画をよく見ておくこと，そしてその施設に経験者がいないのであれば，ロボット支援手術導入時には，経験豊富なプロクターを招聘することが必要である。ロボット支援手術のラーニングカーブに関して，文献上は，VATSに習熟した外科医であれば，肺葉切除には20例前後のラーニングカーブがあったと報告され[1〜4]，ロボット支援手術はVATSよりも短いラーニングカーブであったと報告されている[5]。
　ロボット支援手術は，開胸手術と同様に，3Dの視野での手術が可能であること，人間の手関節と同様に動く関節のある器具での手術操作が可能であることから，VATSよりも短いラーニングカーブが期待される。しかしながら，外科医のVATSの経験が不十分であった場合のラーニングカーブはさらに長くなるかもしれない。
　日本呼吸器外科学会は，ロボット支援手術を行うにあたってのガイドラインを作成している。ガイドラインを遵守し，安全なロボット支援手術の導入を心がけていただきたい。

ロボット支援手術の安全対策

　ロボット支援手術の安全対策も重要な課題の1つである（表2）。呼吸器外科手術において血管損傷が生じた場合，出血量が多くなる可能性があり，迅速な対応が求められる。ロボット支援手術では，患者にロボットが装着されているため，より出血のコントロールは難しくなるかもしれない。事前に緊急時の対応についてシミュレーションしておく必要がある。シミュレーションは，手術チーム（外科医，麻酔科医，看護師，臨床工学技士）が集まって行い，忘れてしまわないように定期的に行うとよい（図3）。
　当院の血管損傷を想定した緊急時の対策を述べる。
　まずはロボットシステムと助手が協力して圧迫止血を行う。止血が得られない場合は緊急開胸である。緊急開胸の方法には，主に2通りある。

表2　ロボット支援手術の安全対策

- 日本呼吸器外科学会による「呼吸器外科領域におけるロボット支援手術を行うに当たってのガイドライン」を遵守する。
- 出血を想定し，緊急開胸のための手順を決めておく。
- 緊急開胸のための前方アーム跳ね上げ法(図4)と緊急離脱先行法，2つの方法を理解する。
- 手術チーム(外科医，麻酔科医，看護師，臨床工学士)が集まって定期的に緊急離脱のシミュレーションを行う。
- 緊急離脱時には臨床工学士が手術室内にいない場合がある。ロボット手術を担当する看護師は緊急ロールアウトができるように事前に緊急離脱の操作に関する知識をもった看護師が担当することが望ましい。

図3　緊急離脱シミュレーション風景

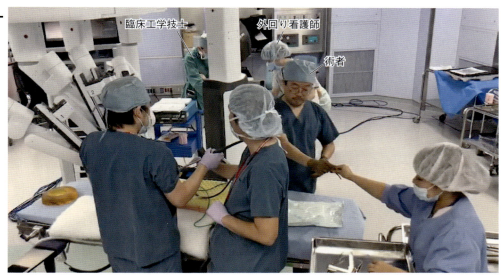

　患者の一番前方のアームの鉗子とポートをはずして，アームを跳ね上げ(図4)，前方にできたスペースで助手が第4ないし第5肋間開胸を行い，用手的に圧迫止血してからペイシェントカートの緊急離脱を行う方法(前方アーム跳ね上げ法)と，最初からペイシェントカートの緊急離脱を行ってから緊急開胸を行う方法(緊急離脱先行法)である。

　そのときの状況によって，どちらかの方法を選択する。一時的にでも圧迫により止血が得られたのであれば，ロボットシステム下でのタコシール®接着止血法や縫合での止血が可能か判断する。

　難しいと判断したのであれば，慌てず，前方アーム跳ね上げ法か，ロボットのアームが担当している圧迫を助手と代わってから緊急離脱先行法を行って緊急開胸を行う。

　緊急離脱の方法は事前に外科医，麻酔科医師，看護師，臨床工学技士が集まってシミュレーションをしておくことが必要である。

　緊急離脱時には臨床工学技士が手術室内にいない場合がある。ロボット支援手術を担当する看護師は緊急ロールアウトができるように，事前に緊急離脱の操作に関する知識のある看護師が担当することが望ましい。

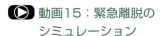
動画15：緊急離脱のシミュレーション

アドバイス：緊急離脱のシミュレーション

　1年に1度は，外科医，看護師，臨床工学技士が集まって緊急離脱シミュレーションを行うとよい。せっかく手術チームが集まるので，できれば出血時の対応手順についても決めておく。シミュレーションに参加できなかったメンバーにもその情報が伝わるようにする必要がある。

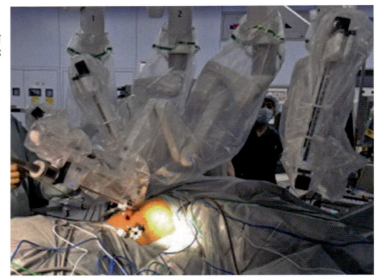

図4 緊急開胸のための前方アーム跳ね上げ法
右側手術時の写真。Xiシステムの第4アーム（一番前方のアーム）が跳ね上げられ，右前胸部にスペースができている。

肺癌ロボット支援手術の有用性の証明

　ロボット支援手術が，人間の手で行うVATSよりコストがかかることは間違いなく，ロボット支援手術はそのコストに見合った患者側の利益を示さなくてはならない。開胸手術と比較してロボット支援手術は，安全に施行でき，罹患率と死亡率が低く，術後の在院期間を短縮，術後のQOLを改善するとされる[7,8]。

　現在までの報告において，ロボット支援手術とVATSの比較においては，異なった結果が報告されている。VATSと比較した報告では，合併症の発生の減少や少ない出血量，輸血量の減少，短い在院期間，鎮痛薬使用量の減少や早期の社会復帰が報告されている一方，コストが高くなる，手術時間の延長や，手術時の血管損傷の発生率，合併症の発生率がむしろ多くなるとする報告がある[9〜13]。

　血管損傷に関しては，2016年，Cerfolioらは，632例のロボット支援手術において15例（2.4％）の血管損傷の発生率を報告し，ロボット支援手術でも安全に血管損傷は対処できると結論している[14]。

　長期成績に関しては，2012年，Parkらは，良好な5年生存率を示し[15]，2017年，Yangらは，開胸手術，VATSおよびロボット支援手術の長期成績を比較し，VATSおよびロボット支援手術は，開胸手術と同様の長期成績であったと報告している[16]。

　現時点で，ロボット支援手術は，VATSと比較して，患者にとってのどのような利益があるかはいまだ明確ではない。ロボット支援手術が，VATSよりも優れている可能性があるのは，ロボット支援手術の優れた操作性がもたらす安全性と合併症発生の軽減，深い場所での操作が必要なリンパ節郭清を容易にすることによる正確なリンパ節転移の診断，それによりもたらされる長期成績の改善である。

　現時点でのロボット支援手術の評価における問題点は，手術時間の延長やそれに伴う手術室の占有時間の延長による医療資源の有用活用の非効率化，高いコスト，および，コストが高くなることに見合った患者側の有用性の証明がないことである。

　Stage ⅠおよびⅡの肺癌に対するロボット支援手術の初期成績をVATSと比較したランダマイズドトライアルが進行中である[17]。今後，さらなる多施設ランダマイズドコントロールスタディによるロボット支援手術の有用性の評価が必要である。

呼吸器外科領域におけるロボット支援手術の今後の展望

長く関節のない器具での操作となるVATSでは，自然な方向での剥離・切離・縫合操作を行うことができない。よってより難易度の高い繊細な縫合が必要な血管縫合などの手術は，多くの施設は開胸手術で行っている。

しかしながらロボットシステムの胸腔内の多関節の存在は，自然な方向での剥離・切離・縫合操作を可能にし，今まで開胸手術でしか行えなかったこれら困難な手術を低侵襲に行うことを可能にするかもしれない。今後ロボット支援手術の普及とともにより高度な手術も低侵襲に手術を行うことができるようになるだろう。

近年，より低侵襲な手術を目指して，単孔式の手術が行われている[18,19]。単孔式手術は，整容的に優れるばかりでなく，痛みが少なく，きわめて低侵襲な手術手技であるが，1つのポートからカメラや鉗子を挿入して操作するために，器具間で干渉してしまい，手術操作が困難であることが問題である。最近になり，単孔式手術用のロボットシステムが開発された。このシステムが広く応用されれば，より低侵襲で今まで人間の手ではできないような手術さえ可能になるかもしれない。

近年，da Vinciサージカルシステム以外の手術支援ロボットも多く開発され，新しい発想でのさらなるロボット外科手術の発展が期待される。

人間の手で行うVATSの技術はほぼ限界にきており，これ以上の大きな発展は望めないと考えられるが，ロボット支援手術は，これからのロボット工学の発展により永遠に発展する可能性がある。従来のVATSの弱点を補うことができるロボット支援手術システムは，近い将来，VATSにとって代わる存在となるかもしれない。最新医療技術であるロボット支援手術が多くの施設に安全に導入され，多くの患者に利益がもたらされることを望む。

●文献

1) Melfi FM, Mussi A. Robotically assisted lobectomy: learning curve and complications. Thorac Surg Clin 2008 ; 18 : 289-95vi-vii.
2) Gharagozloo F, Margolis M, et al. Robot assisted lobectomy for early-stage lung cancer: report of 100 consecutive cases. Ann Thorac Surg 2009 ; 88 : 380-4.
3) Lee BE, Korst RJ, et al. Transitioning from video-assisted thoracic surgical lobectomy to robotics for lung cancer: are there outcomes advantages? J Thorac Cardiovasc Surg 2014 ; 147 : 724-9.
4) Meyer M, Gharagozloo F, et al. The learning curve of robotic lobectomy. Int J Med Robot 2012 ; 8 : 448-52.
5) Jang HJ, Lee HS, et al. Comparison of the early robot-assisted lobectomy experience to video-assisted lobectomy experience to video-assisted thoracic surgery lobectomy for lung cancer: a single-institution case series matching study. Innovations(Phila)2011 ; 6 : 305-10.
6) Cerfolio RJ, Bryant AS, et al. Initial consecutive experience of completely portal robotic pulmonary resection with 4 arms. J Thrac Cardiovasc Surg 2012 ; 1 : 3-10.
7) Veronesi G, Galetta D, et al. Four-arm robotic lobectomy for thr treatment of early-stage lung cancer. J Thorac Cardiovasc Surg 2010 ; 140 : 19-25.
8) Louie BE, Farivar AS, et al. Early experience with robotic lung resection results in similar operative outcomes and mobidity with compared with matched video-assisted thoracoscopic surgery cases. Ann Thorac Surg 2012 ; 93 : 1598-604.
9) Nakamura H, Suda T, et al. Initial results of robot-assisted thoracoscopic surgery in Japan.Gen Thorac Cardiovasc Surg 2014 ; 62 : 720-5.
10) Farivar AS, Cerfolio RJ, et al. Comparing robotic lung resection with thoracotomy and video-assisted thoracoscopic surgery cases entered into the Society of Thoracic Surgeons database. Innovations (Phila) 2014 ; 9 : 10-5.
11) Swanson SJ, Miller DL, et al. Comparing robot-assisted thoracic surgical lobectomy with conventional video-assisted thoracic surgical lobectomy and wedge resection: results from a multihospital database (Premier). J Thorac Cardiovasc Surg 2014 ; 147 : 929-37.
12) Paul S, Jalbert J, et al. Comparative effectiveness of robotic-assisted vs thoracoscopic lobectomy. Chest 2014 ; 146 : 1505-12.
13) Louie BE, Wilson JL, et al. Comparison of video-assisted thoracoscopic surgery and robotic approaches for clinical stage I and stage II non-small cell lung cancer using the society of thoracic surgeons database. Ann Thorac Surg 2016 ; 102 : 917-24.
14) Cerfolio RJ, Bess KM, et al. Incidence, results, and our current intraoperative technique to control major

vascular injuries during minimally invasive robotic thoracic surgery. Ann Thorac Surg 2016 ; 102 : 394-9.
15) Park BJ, Melfi F, et al. Robotic lobectomy for non-small cell lung cancer(NSCLC) : long-term oncologic results. J Thorac Cardiovasc Surg 2012 ; 143 : 383-9.
16) Yang HX, Woo KM, et al. Long-term survival based on the surgical approach to lobectomy for clinical stage I nonsmall cell lung cancer : Comparison of robotic, video-assisted thoracic surgery, and thoracotomy lobectomy. Ann Surg 2017 ; 265 : 431-7.
17) Veronesi G, Cerfolio R, et al. Report on first international workshop on robotic surgery in thoracic oncology. Front Oncol 2016 ; 6 : 214.
18) Gonzalez-Rivas D, de la Torre M, et al. Single-port video-assisted thoracoscopic left upper lobectomy. Interact Cardiovasc Thorac Surg 2011 ; 13 : 539-41.
19) Suda T, Sugimura H, et al. Single-port thymectomy through an infrasternal approach. Ann Thorac Surg 2012 ; 93 : 334-6.

索 引

あ行

アドバンスドインスゥルメント	23
安全対策	132
インストゥルメント	18, 20, 99, 12
──アーム	16
──リリースキット	23
インドシアニン	63
ウエットラボ	16, 22
エネルギーデバイス	28
横隔神経	69, 73, 79, 87, 126
オンサイトトレーニング	15, 22
オンライントレーニング	15, 2

か行

解剖学的区域切除	56, 60
拡大胸腺摘出術	68, 75, 87, 126
合併症対策	118
カディエールフォーセプス	28
カニューラレデューサ	29
下肺静脈	45, 64
カーブドチップステープラー	29
カーブドバイポーラダイセクタ	27
含気虚脱ライン	63
気管支原生嚢胞	111
気管支損傷	124
気管支嚢腫	68
奇形腫	68
気道損傷	119, 124
強拡大視	34
胸腔内手術	115
胸腺カルチノイド	68
胸管損傷	119, 127
胸腺腫	68
胸腺腫瘍	87
胸水貯留	118
胸腺摘出術	68, 73, 87, 94, 101, 126
胸腺嚢腫	68, 95
胸壁損傷	114, 119, 126
胸膜全面癒着	36
亀裂損傷	119
緊急開胸	133
緊急離脱	133
──先行法	133
緊急ロールアウト	121, 127
区域間静脈	60

区域気管支	60, 64
区域切除	56
グラスパ	28
グラスピングリトラクタ	28
蛍光内視鏡	63
血管処理	34
血管損傷	119
剣状突起下アプローチ	87
後縦隔腫瘍	98
──摘出術	98
高分解能HRCT	56
小型肺癌	56
呼吸器外科領域におけるロボット支援手術を行うにあたってのガイドライン	13

さ行

サクションボール・コアギュレーター	122
サージョンコンソール	12, 14, 22
自己免疫疾患	68
湿潤型腫瘍	68
自動縫合器	59
シミュレータートレーニング	24
縦隔胸膜	60
縦隔腫瘍	68
縦隔リンパ節郭清	55
重症筋無力症	68, 73, 87
主気管支損傷	124
術後乳び胸	127
術者用da Vinciトレーニングプログラム	21
術中出血量	115
術前補助化学療法	115
術中合併症	119
上室性不整脈	118
小出血	119
触覚伝達技術	115
触覚の欠如	34
神経原生腫瘍(神経鞘腫)	105, 107
神経損傷	114, 119, 126
人工血管置換	87
心房細動	118
心膜嚢腫	68
髄液漏	114
ステープラー	29, 34
──カートリッジ	30
ストレートチップ	29
すりガラス影	56

成熟奇形腫	87
生理的振戦	87
舌区動脈	50
切除側含気法	63
遷延性肺瘻	118
前縦隔腫瘍	68, 87
前方アーム跳ね上げ法	121, 133
側胸アプローチ	68
組織接着用血漿分画製剤	125

た行

第3アーム	35
大出血	119
単孔式手術用ロボットシステム	131
中枢気道損傷	124
中葉気管支	42
中葉切除	42
動脈血酸素飽和度	72
ドライラボ	24
ドレーピング	22

な・は行

囊胞性腫瘍	68, 111
肺癌	34, 56
肺実質切除	59
肺損傷	114, 119, 124
肺動脈血管鞘	38
肺動脈分枝	60, 64
バイポーラインストゥルメント	26
肺門リンパ節	39
――の郭清	34
肺野末梢小型肺癌	56
肺葉切除術	34
肺瘻	44, 63, 67, 118, 125
ハーモニックACE Xi	29
ビジョンカート	14
左上葉切除	47
左横隔神経	73, 93
左下葉切除	54
フェネストレイテッドバイポーラ	27
複雑区域切除	63
プロクター	18, 132
分葉不良	47
分葉不全	34
分離肺換気	87
ペイシェントカート	12
ベッセルシーリングシステム	51
放射線治療	115
ポートプレイスメント理論	22
ポートホップ機能	92
ポッツシザーズ	29

ま行

マイクロバイポーラ	27
右横隔神経	93
右下葉切除	43
右上葉切除	37
無名静脈	87
モノポーラインストゥルメント	26
モノポーラカーブドシザーズ	26
モノポーラスパチュラ	26
モノポーラフック	26

や・ら・わ行

葉間処理	34
葉間肺動脈	38
葉間線	42
ラージニードルドライバ	29
ラウンドチップシザーズ	29
リフレッシャーテクノロジートレーニング	24
リンパ管囊腫	68
ロボット支援下内視鏡手術導入に関する指針	13
ロボット支援手術プロクター	18
ロボットの弱点	34
ロングバイポーラグラスパ	27

欧文

artery of sorrow	50
da Vinci サージカルシステム	20
da Vinci Surgery Community	21
da Vinci Xiシステム	14
da Vinciタイムアウト時のチェックリスト	14
EndoWristベッセルシーラーインストゥルメント Xi	29
DeBakey鉗子	125
fissure-less lobectomy	34, 39
GGO(ground-glass opacity)	56
Guillain-Barré症候群	95
major bleeding	119
Marylandバイポーラ	27
minor bleeding	119
SmartClamp	29
TIP-UPフェネストレイテッドグラスパ	28
TRベーシックトレーニング	22

呼吸器外科ロボット支援手術実践マニュアル
ロボットの導入と安全・確実な手術のために

2019年5月20日　第1版第1刷発行

■編　集	日本呼吸器外科学会 呼吸器外科ロボット支援手術検討部会
■編集主幹	中村廣繁
■発行者	三澤　岳
■発行所	株式会社メジカルビュー社 〒162-0845　東京都新宿区市谷本村町2-30 電話　03(5228)2050(代表) ホームページ http://www.medicalview.co.jp/
	営業部　FAX 03(5228)2059 E-mail　eigyo@medicalview.co.jp
	編集部　FAX 03(5228)2062 E-mail　ed@medicalview.co.jp
■印刷所	株式会社創英

ISBN978-4-7583-0466-5 C3047

© MEDICAL VIEW, 2019. Printed in Japan

- 本書に掲載された著作物の複写・複製・転載・翻訳・データベースへの取り込みおよび送信（送信可能化権を含む）・上映・譲渡に関する許諾権は，（株）メジカルビュー社が保有しています．

- JCOPY〈出版者著作権管理機構　委託出版物〉
本書の無断複製は著作権法上での例外を除き禁じられています．複製される場合は，そのつど事前に，出版者著作権管理機構（電話 03-5244-5088，FAX 03-5244-5089，e-mail：info@jcopy.or.jp）の許諾を得てください．

- 本書をコピー，スキャン，デジタルデータ化するなどの複製を無許諾で行う行為は，著作権法上での限られた例外（「私的使用のための複製」など）を除き禁じられています．大学，病院，企業などにおいて，研究活動，診察を含み業務上使用する目的で上記の行為を行うことは私的使用には該当せず違法です．また私的使用のためであっても，代行業者等の第三者に依頼して上記の行為を行うことは違法となります．